歯科衛生士のための
感染予防スタンダード

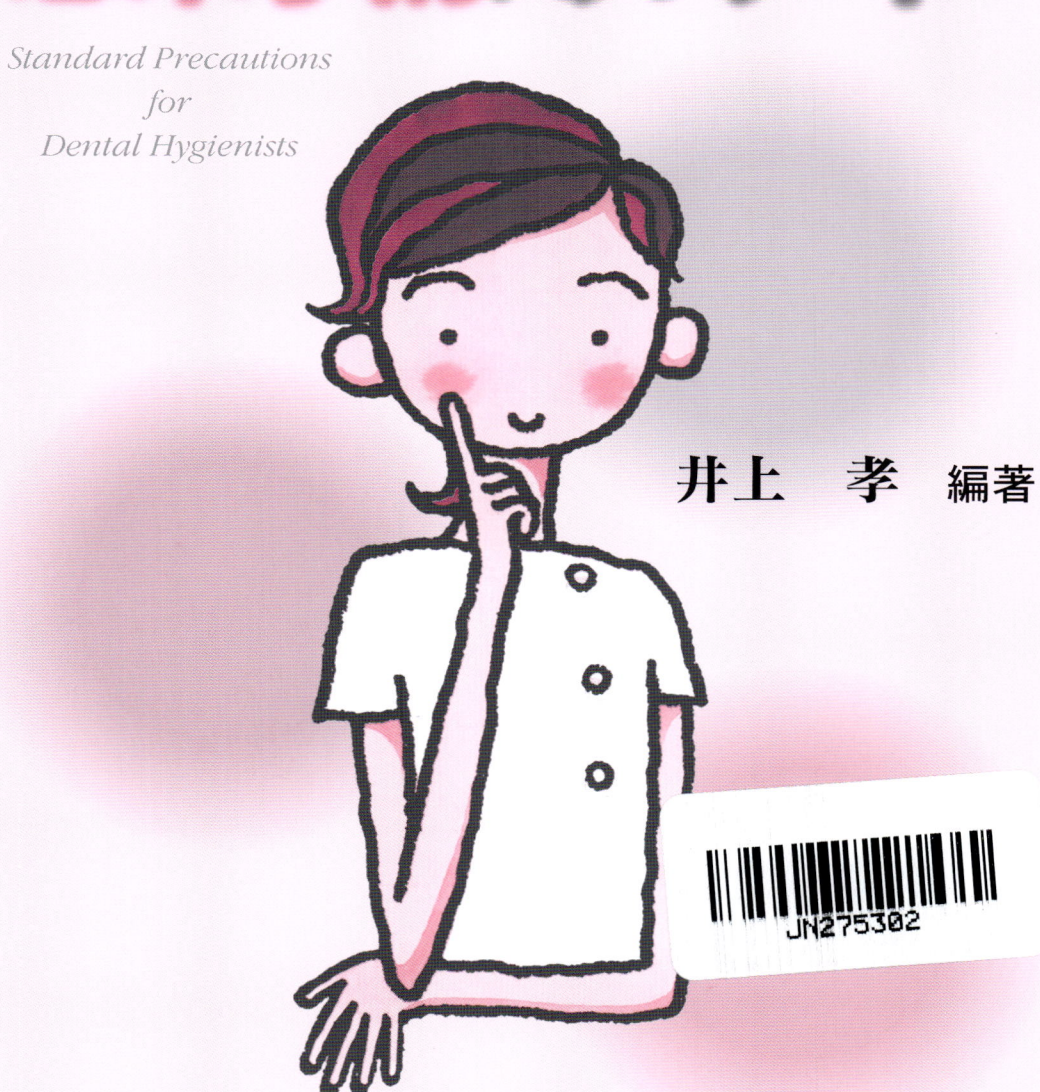

Standard Precautions
for
Dental Hygienists

井上 孝 編著

医歯薬出版株式会社

執筆者（五十音順）

石原　和幸（いしはら　かずゆき）（東京歯科大学微生物学講座教授　Infection Control Doctor）

一戸　達也（いちのへ　たつや）（東京歯科大学歯科麻酔学講座教授）

井上　孝（いのうえ　たかし）（東京歯科大学名誉教授　Infection Control Doctor）

片倉　朗（かたくら　あきら）（東京歯科大学口腔病態外科学講座教授）

柴原　孝彦（しばはら　たかひこ）（東京歯科大学名誉教授，口腔顎顔面外科客員教授）

須賀賢一郎（すが　けんいちろう）（独立行政法人国立病院機構栃木医療センター歯科口腔外科部長）

多田美穂子（ただ　みほこ）（東京歯科大学歯科衛生士専門学校講師）

畑田　憲一（はただ　けんいち）（はただデンタルクリニック院長）

藤平　弘子（ふじひら　ひろこ）（元東京歯科大学市川総合病院歯科衛生士長）

This book is originally published in Japanese under the title of :

SHIKAEISEISHI-NO TAMENO KANSENYOBOU SUTANDĀDO
(Standard Precautions for Dental Hygienists)

Editor :
INOUE, Takashi
　Professor, Clinical Pathophysiology, Tokyo Dental College

© 2006　1st ed.

ISHIYAKU PUBLISHERS, INC.
　7-10, Honkomagome 1 chome, Bunkyo-ku,
　Tokyo 113-8612, Japan

はじめに

医療の盲点

　われわれの身の回りに生息する無数の微生物は，子孫を残すために増殖する．この微生物が食物の中で増殖すれば，食中毒や腐敗の原因に，ヒトや動物の中で増殖すれば疾病を引き起こし感染症となる．感染は微生物の病原性（毒力と菌量）が人体の抵抗力よりも強くなった場合に成立する．また，微生物の数が増えて病原性そのものが強くなった場合や，もともと微生物の病原性が非常に強い場合は，誰でも感染する可能性がある．逆に，人体の抵抗力が非常に弱い場合には平素無害菌に感染し病気になる（日和見感染）．しかし，感染しても病状が現れないことがあり（不顕性感染），保菌者（キャリア）となり菌を撒く感染源になることがしばしばある．

　われわれ医療従事者は，さまざまな危険に曝されているが，日本ではあまり気にしないのが現実である．アメリカでは患者の唾液を赤色に着色し，治療をするときにどのくらい唾液が飛散するかを見た研究報告がある．治療終了後に，ドクターの手，ゴーグル，顔の皮膚は赤く染まり，タービンを始めとするあらゆる器具が赤く染まっているというショッキングなものである．

　さて，歯科における消毒と滅菌はどのように考えるべきなのであろうか．歯科治療時の感染予防対策として，歯科診療器具の消毒・滅菌は常識的に行われているが，個々の器具に対して消毒なのか滅菌なのか選択基準が標準化されているとはいいがたいのが現状である．本来，消毒レベルでよいものを滅菌しているケースも少なくない．

　たとえば，リーマー・ファイル，バー・ポイント，スケーラー，ピンセット，探針，エキスカベーター，抜歯鉗子，ヘーベルなど，上皮を通過し体内に直接接触するものは滅菌が必要であり，印象用のトレー，エックス線（レントゲン）フィルムホルダー，シリンジ，デンタルミラー，ラバーダムパンチ，印象用スパチュラ，歯科ユニットなど，直接口腔内に接しない器具類は清拭で十分だし，院内の床などは，たとえMRSAや緑膿菌などが付着していても，患者に直接触れないために消毒ではなく清掃が基本となる．

　スタンダードプリコーションの意味は知っていても，正確な知識がなければ，そして，実際には見えない微生物を心眼でとらえるような気持ちがなければ，その実行は難しい．

　本書の内容は，歯科衛生士として働くうえで，医療面接を含め院内感染予防に最低限必要な知識にとどめ，詳細はあふれる専門書に譲った．また，微生物を見る心眼を養うために，歯科衛生士の一日を追いながら院内感染を考えるものとした．その結果，本書が少しでも院内の安全と医療の質の向上につながれば幸いである．

2006年10月

井上　孝

歯科衛生士のための感染予防スタンダード
Standard Precautions for Dental Hygienists

CONTENTS

はじめに（井上　孝）

これだけは知っておこう！歯科医療現場における感染予防
（片倉　朗・井上　孝）……2

歯科医療現場における標準予防対策の基本……2
- Ⅰ　歯科特有の標準予防……3
- Ⅱ　歯科特有の消毒・滅菌……4
- Ⅲ　手指の消毒等……7

歯科衛生士の一日　（井上　孝）……12
Question に○×でチェックしてみよう！
- 9:00　診療の準備……14
- 9:30　抜　髄……16
- 10:30　抜　歯……18
- 11:30　インレー形成，印象（C 型肝炎患者）……20
- 12:30　クラウン形成，テック作製……22
- 13:00　昼休み……24
- 13:50　午後の診療の準備……26
- 14:00　プロービング，スケーリング，TBI……28
- 15:00　インプラント手術……30
- 16:00　局部床義歯装着……32
- 17:00　診療終了……34

いつでもチェック！……36
Appendix―歯科衛生士の感染予防　本音と現実　（多田美穂子・藤平弘子）…37

More Study
- Ⅰ　歯科のスタンダードプリコーション　（井上　孝）……40
  - 内因性感染と外因性感染……41
  - 院内感染……41
  - 主要感染部位の分類（NNIS）……41
  - スタンダードプリコーション……42
  - 感染経路予防……43
  - 血液感染予防対策の実際……44

血液汚染事故発生時の対応 …………………………………………………44
Ⅱ　口腔感染症　（石原和幸）……………………………………………………48
　　病原体とは？ ……………………………………………………………48
　　危険なものは？ …………………………………………………………49
　　感染するのはどんな病気？ ……………………………………………49
　　口腔内からプラークが遊離した菌が全身疾患に与える影響 …………51
Ⅲ　口腔内の術野の消毒と口腔外の術野の消毒　（柴原孝彦）……………52
　　口腔の特殊性 ……………………………………………………………52
　　口腔内の術野の消毒 ……………………………………………………52
　　口腔外の術野の消毒 ……………………………………………………53
Ⅳ　歯科器具・器械の滅菌と消毒　（片倉　朗）……………………………55
　　滅菌・消毒・洗浄・除菌の違いは？ …………………………………55
　　診療室における器具・器械の一般的な消毒・滅菌の流れ …………56
　　感染症を持つ患者さんに使用した器材は？ …………………………57
　　歯科治療の器材の滅菌・消毒の原則 …………………………………58
　　診療用器具の感染管理区分 ……………………………………………58
　　器材の消毒・滅菌方法 …………………………………………………59
　　消毒液の水準と対象微生物 ……………………………………………59
Ⅴ　消毒法指針　（井上　孝）……………………………………………………60
　　消毒剤の使い方 …………………………………………………………60
　　消毒剤の調製法 …………………………………………………………61
Ⅵ　滅菌法の分類　（柴原孝彦）…………………………………………………62
　　主な滅菌法の種類 ………………………………………………………62
　　高圧蒸気滅菌 ……………………………………………………………62
　　乾熱滅菌 …………………………………………………………………63
　　酸化エチレンガス滅菌 …………………………………………………63
　　ろ過滅菌および超ろ過法 ………………………………………………64
　　プラズマ滅菌 ……………………………………………………………65
　　火炎滅菌 …………………………………………………………………66
Ⅶ　歯科医療廃棄物の分別　（一戸達也）………………………………………67
　　感染性廃棄物の種類 ……………………………………………………68
　　医療廃棄物の梱包に用いる容器とその材質 …………………………68
Ⅷ　手洗いとグローブの概念　（畑田憲一）……………………………………69
　　院内感染経路 ……………………………………………………………69
　　手洗い ……………………………………………………………………70
　　衛生学的手洗い …………………………………………………………71
　　グローブの装着 …………………………………………………………73

Attention！

I　血液感染症（須賀賢一郎）……76
　血液感染症とは？……76
　歯科医療従事者が注意すべき血液感染症……76
　歯科治療で注意を要する主な血液感染症……76
　肝炎の種類と感染経路……77
　B 型肝炎検査の意義……78
　HIV 感染症でみられる口腔症状……80

II　感染症とあらかじめ分かっている患者への対応（一戸達也）……82
　基本的な考え方……82
　感染症検査の流れと感染症の簡易検査……83
　具体的対応……84
　感染症対策のための必要経費……85

III　針刺し事故等とその対応（井上　孝）……87
　院内において，針刺し事故等，肝炎ウイルスおよび HIV 感染の
　　可能性のある事故が発生した場合の対応……87
　眼（粘膜）の消毒……87
　口の消毒……87
　針刺し事故防止対策……87
　安全なリキャップ（どうしても必要なとき）……88

おわりに（井上　孝）
索引……91

COLUMN　コラム

スタンダードプリコーションって分かる？（多田美穂子・藤平弘子）……42
なぜユニフォーム（白衣）に着替えるの？（多田美穂子・藤平弘子）……43
足もと対策は？（多田美穂子・藤平弘子）……44
寒さ対策のカーディガンは汚い？（多田美穂子・藤平弘子）……45
髪の毛ってどうするの？（多田美穂子・藤平弘子）……45
アメリカの院内感染予防対策（片倉　朗）……46
デング熱（井上　孝）……47
細菌はいつも生体内に入る門戸を探している！？（井上　孝）……50
エプロンの替えどきは？（多田美穂子・藤平弘子）……53
局所麻酔薬カートリッジを再使用すると罰せられる！？（一戸達也）……53
処置前の口腔内の消毒は？（多田美穂子・藤平弘子）……54
カートリッジ用注射器の再使用（一戸達也）……56

エタノール（ウェルパス®など）の消毒剤はグローブを劣化させる？　（井上　孝）……65
紫外線消毒の意味　（井上　孝）……66
日常手洗いと衛生学的手洗い　（多田美穂子・藤平弘子）……70
手荒れ防止は美の追究？　（多田美穂子・藤平弘子）……73
アレルギー対策は？　（多田美穂子・藤平弘子）……73
B型肝炎ウイルスに感染した…　（須賀賢一郎）……78
キンバリー事件　（須賀賢一郎）……79
予防接種は受けている？　（多田美穂子・藤平弘子）……80
エボラ出血熱　（井上　孝）……81
プライバシーの尊重　（多田美穂子・藤平弘子）……84
感染症患者と専用チェアー　（一戸達也）……84
口対口人工呼吸は危険？　（一戸達也）……86
感染症患者の血液・唾液が皮膚についた・目に入った！　（一戸達也）……86
感染症患者が使用していた義歯をドクターが調整しているときに粉塵を吸い込んだ！　（一戸達也）……86
注射針の扱い　（一戸達也）……88

POINT ポイント

患者さんと話すときの注意点は？（感染予防面から）　（柴原孝彦）……51
局所麻酔薬カートリッジの消毒　（一戸達也）……54
材質によって器具の消毒法を変えている？　（柴原孝彦）……57
モニター機器の消毒　（一戸達也）……57
スピットンの掃除は？　（柴原孝彦）……57
手指消毒剤　（多田美穂子・藤平弘子）……74
手洗い後の乾燥法は？　（多田美穂子・藤平弘子）……74
グローブのつけ方　（柴原孝彦）……74
マスク・ゴーグル・フェイスガードは？　（多田美穂子・藤平弘子）……74
トイレへ行った後は？　（柴原孝彦）……74
照明を合わせるときの手の消毒は？　（柴原孝彦）……74
ペンを持つときは？　（柴原孝彦）……74
患者さんの洋服と鞄を持つ手は？　（柴原孝彦）……74

写真撮影協力
東京都内印刷会社内歯科室勤務歯科衛生士　　中野文枝
東京都開業医勤務歯科衛生士　　奈良有里子
東京歯科大学臨床検査学研究室大学院生　　佐藤大輔・国分栄仁・鶴岡守人・成瀬晋一

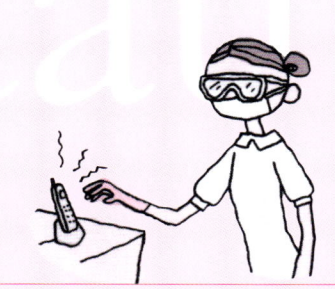

これだけは知っておこう！
歯科医療現場における感染予防

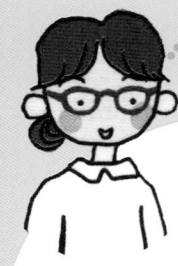

これだけは知っておこう！
歯科医療現場における感染予防

歯科医療現場における標準予防対策の基本

　歯科治療は外科的治療の分野に属する．しかも口腔内という非常に狭小な空間の中で，多種多様な常在菌，時には肝炎ウイルス（HBV，HCV）やヒト免疫不全ウイルス（HIV）が含まれる可能性のある唾液に触れながら治療を行わなければならない．つまり，接触感染成立の危険因子に富む医療行為である．感染症の既往を有する患者あるいは感染直後の患者では，検出基準値以下のレベルで病原性ウイルスが血液中に存在していて，この血液を輸血された患者に感染症が発症したことも報じられている．また，歯科の対象疾患の生じる部位が歯の硬組織や骨組織であるため，歯科特有の診療形態である鋭利な治療用器具を装着した高速回転切削器械（エアタービンや歯科用エンジン）を用いた硬組織の切削が中心となり，時に歯髄組織や歯周組織からの体液（血液・唾液など）の飛沫を招くので，院内感染予防対策を考えるうえで，その特殊性を十分考慮した標準予防対策（スタンダードプリコーション：Standard precautions）を実践する必要がある．同時に，診療中に発生する微生物を含んだ空中に浮遊するエアロゾルによる診療環境の汚染を最小限にとどめること，また環境消毒についても考慮する必要がある．なお，2003年12月にCDCから勧告された『歯科たのめの感染対策ガイドライン』は，歯科治療においては標準予防対策を遵守することとしている．

　歯科医療従事者は，歯科外来患者治療における感染予防を大きく三つに分け，Ⅰエアタービンや電気エンジンを使用する場合の診療についての標準予防対策についてと，Ⅱ歯科治療に特有な治療機械，器具等の具体的な消毒・滅菌，さらにⅢ手指の消毒等を考える必要がある．なお，口腔外科における入院患者治療時の感染予防対策，また患者治療時に術者や診療補助者がマスク，ゴーグル，ガウン（予防衣）の着用を徹底することや各種手洗いの遵守についてなどは，本書のMore Studyを参照されたい．

I ─ 歯科特有の標準予防

1．エアタービンや歯科用エンジンを使用しない場合

①患者診療に使用する器械類は原則的に滅菌処理したものを用いる．
②患者診療に使用した器材は，それぞれ分別回収して必要な滅菌処理を行う．
③針などの鋭利な廃棄物は耐貫通性の容器に入れ，その他のものはバイオハザードマークのついた医療廃棄物処理容器に廃棄する．
④使用するトレーは，清潔滅菌物に入れるためのものと，不潔物を入れるためのものの2種類用意することが望ましい．
⑤滅菌処理が不可能な器具・器材には適切な消毒を施す．処理が完了していないものを別の患者に使用してはならない．
⑥観血的処置を行う感染予防対策は，一般外科の場合に準ずる．

2．エアタービンや歯科用エンジンを使用する場合

①エアタービン，超音波スケーラー，あるいは歯科用エンジンを口腔内において注水下で使用する場合には的確なバキューム操作を施し，細菌やウイルスを含んだエアロゾルの飛散の防止に努める．
②これらの器械・器具の使用に際し，特に出血が予想される場合には，口腔外大型バキューム装置を使用する．
③治療終了後，使用したエアタービン，歯科用エンジン，あるいは超音波スケーラーのハンドピースは，バー，ポイント，チップを取り外し，消毒用エタノール等で清拭した後，注油などの保守処理を施し，高圧蒸気滅菌を行う．なお，取り外したバー類は別途洗浄の上，滅菌を行う．
④診療用ユニットチェアーや診療室の床面に明らかな生体湿性物質の飛散が認められた場合には，その部位を次亜塩素酸ナトリウム溶液などで清拭する．
⑤患者の口腔内に装着されていた義歯などの調整にあたっては，口腔外大型バキュームを用いてレジン等の削片を吸引し，診療室内の床面への飛散を防ぐ．

II─歯科特有の消毒・滅菌

1．歯科治療用器具・器材の消毒・洗浄

①観血的治療またはそれに準ずる治療に使用する器具・器材，すなわち皮膚または粘膜を通過して直接骨に到達するもの，または組織に刺入されるものには，滅菌処理を施す．

②口腔内で使用し唾液に触れる器具類および非観血的治療に使用する器具・器材，すなわち傷のない正常な粘膜に接するが骨には接触しないもの，または組織に刺入されないものには，高レベルの消毒（感染症を引き起こす病原体を死滅させるレベルの消毒）を実施する．

③口腔外で使用する器具・器材で患者の口腔内に直接あるいは間接的に触れることのないもの，および正常な皮膚のみに接するものには洗浄処理を施し，汚染の程度により消毒を行う．

④ディスポーザブル製品が利用できる器具・器材，特に観血的処置に用いる器具は可能な限り積極的に利用する．

2．歯科治療に用いる大型器械

器械本体は，消毒薬を用いて表面を清拭，乾燥させる．使用時に汚染が激しくなることが予想される場合には，装置本体および本体からハンドピースまでのホース部やコード部などにラッピングを行う．

3．歯科治療室・歯科用ユニット

1）歯科診療室のあり方（歯科用ユニットの配置等）

歯科用ユニットは個室に設置，あるいは，パーテーションで隔離されていることが望ましい．しかし診療室の構造上不可能な場合には，できる限りカーテンなどでユニット間を仕切る．

2）歯科用ユニット

(1) 無影灯，ブラケットテーブル，スイッチ

①無影灯のアーム，ブラケットテーブル，スイッチ，ヘッドレストなどの手で触る部位の表面は，ラッピングを行う．

②ラッピングを行えない部位は，消毒剤（消毒用エタノール綿，次亜塩素酸ナトリウム溶液，または塩化ベンザルコニウム液など）にて清拭する．

③歯科用タービン，エンジンの操作部で，表面がフラットなものは，各診療終了後ごとにアルコール綿で清拭する．

④ダイヤル式あるいはレバー式等の複雑な形態をしているものについては，診療前にあらかじめラッピング（カバー）し，診療終了後，そのラッピング（カバー）を廃棄し，アルコール綿などで清拭する．

(2) **歯科用タービン，歯科用エンジン，スリーウェイシリンジなどのコード部**

①タービンヘッド，コントラヘッド，ストレートハンドピースおよび超音波スケーラーハンドピースの接続部およびコード部（ホース部）は，ラッピングして使用するのが望ましい．

②歯科用タービン，歯科用エンジンのハンガー部も，操作上の悪影響がない限り，できるだけラッピングして使用するのが望ましい．

(3) **スピットン，バキューム**

①口腔内外の組織と直接接触する着脱可能なチップ部およびハンドピース部は滅菌処理を施す．

②スピットンは十分に水を流した後，消毒用エタノール，次亜塩素酸ナトリウム溶液などの消毒液で清拭する（次亜塩素酸ナトリウム溶液は金属の腐食性に注意する）．

③スピットンに血液が付着した場合は，消毒剤で清拭する．

④バキュームフィルターとして，ディスポーザブルフィルターを使用することが望ましい．

⑤バキュームやスピットンは，患者ごとに水を多量に流し，血液の付着をなくす．

⑥チップを外すときは，その前に吸引装置に十分水を吸引し，吸引管内に血液や唾液が逆流することを防止する．

(4) **患者用チェアー**

チェアーは診療後，消毒剤（エタノール綿など）で清拭する．

(5) **ガスバーナー**

各診療後のたびに消毒剤（エタノール綿など）で清拭する．

(6) **歯科用ユニットの給水系**

①歯科用ユニットの給水系は，飲用に適した状態にする．

②ユニット内の給水系にろ過装置，あるいは外付けタイプのクリーニング装置を組み込むことが望ましい．

③治療開始前および治療後にスプラッシングを行う．

4．歯科用タービン，歯科用エンジン
①タービンハンドピースおよびエンジンハンドピースは，高圧蒸気滅菌可能なものを使用する．
②タービンハンドピースは，停止時に逆流防止機能を備えていたものを使用する．
③タービンハンドピースおよびエンジンヘッドは，外側をエタノール綿で清拭後，注油して空回転させた後，高圧蒸気滅菌する．
④タービンヘッドおよびエンジンヘッドは，高圧蒸気滅菌後，注油し空回転させるのが望ましい．

5．スリーウェイシリンジ
①スリーウェイシリンジチップ（ノズル），あるいは，チップ（ノズル）を含めた本体カバー部は，患者ごとに交換し，高圧蒸気滅菌するか，もしくはディスポーザブル製品を用いる．
②スリーウェイシリンジの本体カバー部およびホースは，患者ごとに専用のビニール袋をかぶせて使用するのが望ましい．

6．口腔内写真撮影機材
①病態写真，口腔内写真を撮影する場合，カメラケースは歯科用ユニット，ブラケットテーブル，キャビネット上には置かない．
②カメラ（ACアダプタ含む）は清潔な手指で扱い，床には置かない．
③口腔内で使用した口角鉤，写真撮影用ミラーは使用後，洗浄消毒するか，汚染が著しい場合には滅菌する．滅菌方法としては，高圧蒸気滅菌が望ましいが，材質によっては劣化する場合があるので，その場合は高圧蒸気滅菌以外の滅菌方法を選択する必要がある．

7．エックス線写真撮影時
　　（唾液腺造影検査，CT検査，MRI検査は除く）
1）口腔内にフィルムを挿入する場合
①術者のマスク装着，確実な手洗いの励行とゴムグローブの装着で感染予防に努める．

②患者ごとに撮影室のドアノブ，照射ボタンのラッピング，消毒剤による清拭を行うことが必要である．
③患者の口腔内に触れた検査者は，ドアノブ，照射ボタン等を操作しないようにするのが望ましい．
④挿入フィルムをビニール袋，あるいはフィルムセンサー袋で包装し，撮影後，唾液などが術者や器具等に付着しないように現像工程に移る．
⑤撮影後，ビニール袋，フィルムセンサー袋は感染性廃棄物容器に回収する．

2）その他の口腔外エックス線写真撮影
①術者のマスク装着，確実な手洗いの励行とゴムグローブの装着で感染予防に努める．
②口腔内に線源を挿入する際には，線源にビニールカバーを装着する．
③基本的には，撮影器具類が直接患者と接しない撮影方法を選択する．
④オープンエンドコーンは，患者の皮膚に密着させないが，誤って皮膚に触れた場合，あるいは，顔面に近づけた状態で会話や咳による汚染の可能性がある場合はエタノール綿で清拭する．

8．採得した印象および石膏模型
①採得した印象物表面には唾液中あるいは歯垢中の微生物が付着しているので，流水下で十分に印象表面を洗浄する．その後スプレー噴霧や浸漬などの適切な消毒を実施するほうがよい．
②薬剤を用いた印象物の洗浄は印象面の微生物の除去に効果的である．
③消毒剤に浸漬あるいは消毒剤を用いた洗浄を行う場合，印象の変形を来す場合があるので印象材と薬物の相性を考慮しなければならない．
④模型完成後，電気オーブン等（120℃，10分）で消毒するのも有効である．

III 手指の消毒等

1．手指の消毒
①手の消毒（手洗い，手指の消毒，手術時の手指消毒）により手に付着している病原菌を大量に減少させることができる．また患者や医療従事者の感染へのリスクを低下させる唯一かつ最も重要な方法とされている．病院を基本とした調査では，手の消毒が実施されていない場合，医療行為に関連した感染，および多剤耐性菌の拡散との因果関係が示されている．また，

手の消毒が行われていないことが、感染症の流行の大きな原因となる。推奨されている手の消毒の方法を、医療従事者が忠実に従うことで、医療行為に関連する感染症の流行は減少し、改善される。
②手の消毒の適切な方法は、処置の種類、汚染の程度、皮膚に付着する消毒剤の作用の持続性期待度によって異なる。日常の歯科の診査および手術を伴わない処置に関しての手洗いおよび手指消毒は、一般あるいは抗菌性の石鹸と水で行われる。手が目に見えるほど汚れていなければ、エタノールの速乾性擦り込み式手指消毒が適切である。
③手術のために手を消毒する目的は、手術中にグローブに穴があいたり破れた場合、手術創に微生物が侵入するのを防ぐため、一過性に微生物叢を減少させることにある。抗菌作用のある石鹸で手を洗わない場合、皮膚細菌は手術用グローブの下で急激に増殖するため、抗菌作用のある石鹸または持続的に活性を有するエタノール擦り込み製剤(ウェルパス®)を、外科手術前の手洗いには使用すべきである。
④エタノールは、皮膚に使用されたとき、即効的な殺菌性を有するが、持続的活性を持たせるために、グルコン酸クロルヘキシジン、第四アンモニウム化合物、オクテニジンまたはトリクロサンのような消毒剤を加える必要がある。消毒剤の選択に加えて、手術用の手指消毒剤の有効性に影響を与える要因には、手の状態とともに、手擦り洗いの持続時間とテクニック、および手拭き(乾燥)とグローブ装着のテクニックなどである。

2．手指消毒剤製品の保管と使用

一般の石鹸(抗菌作用のないもの)および手指消毒剤などの手洗い製品は、汚染されやすく、また微生物の増殖を助長する。液体製品は密閉した容器に保管し、使い捨て容器か詰め替え前に徹底的に洗浄・乾燥された容器に適量ずつ詰め替えて使用するべきである。中身の減った容器につぎ足しはしない。つぎ足すことによって細菌汚染を引き起こす可能性がある。製造業者の指示に従った製品の保管と使用法を遵守する。

3．ハンドケア

病原菌の感染や伝播を防ぐ基本は、健康で傷のない手である。石鹸や消毒剤を使った頻繁な手洗いは、歯科医療従事者に慢性刺激性接触皮膚炎を引き起こす可能性がある。皮膚の損傷は、ブドウ球菌やグラム陰性菌のさらなる

コロニー形成を助長し，その結果皮膚の微生物叢を変化させる．洗剤が皮膚刺激を引き起こす可能性はかなり多様だが，皮膚軟化剤を添加することで，これを軽減させることは可能である．頻繁な手洗いの結果生じた乾燥を和らげ，またグローブの使用から生じる皮膚炎を予防するには，通常，ハンドクリームの使用が勧められる．しかし，石油使用のクリームは，ラテックス製グローブを劣化させる．上記の理由から，石油または他の油系軟化剤を含有しているクリームは，一日の仕事が終わったときにのみ使用することが望ましい．

4．指の爪

　指の爪の長さと創傷感染の因果関係は立証されてはいないが，手指に付着している微生物叢の大部分は指の爪の間，あるいはその周辺で発見されることから，爪を短く保つことが重要と考えられる．歯科医療従事者は指の爪の間を徹底的に清潔にし，グローブを引き裂くことのないように十分短くしておくべきである．鋭い爪先や傷ついた爪もまたグローブの損傷を増加させる．長いつけ爪または爪はグローブの装着を困難にし，簡単にグローブを引き裂く原因となる．手に付着したグラム陰性菌の伝播はつけ爪をつけている者のほうが，手洗い前も手洗い後も大きい．加えて，つけ爪は院内の集中治療室や手術室において，真菌および細菌性感染を大量に引き起こす原因になると，疫学的に証明されている．マニキュアは爪が短い場合には，細菌を増加させない．しかし，マニキュアがはがれている部位では，バクテリアの増殖を助長する．同様にネイルアートもグローブの装着を困難にし，簡単に破れる可能性を高める．またバクテリアの増殖も助長する．

5．指輪

　指輪直下の皮膚には，指輪をしていない部分より，かなり多くの細菌性コロニーが形成されることがいくつかの研究により実証されている．また，指輪により，グローブの装着が困難になり簡単に破れる可能性が高まる．

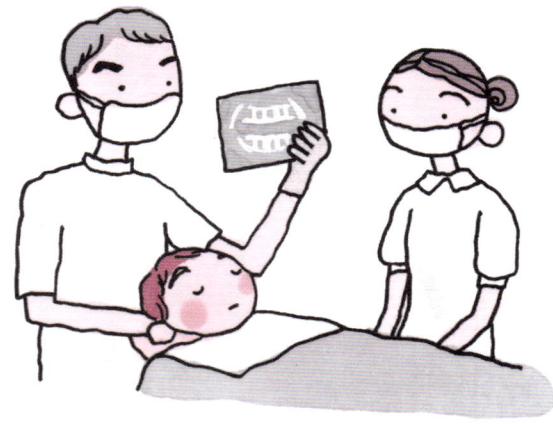

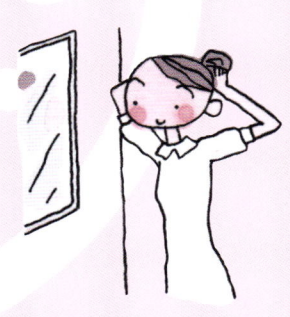

歯科衛生士の一日

歯科衛生士の一日

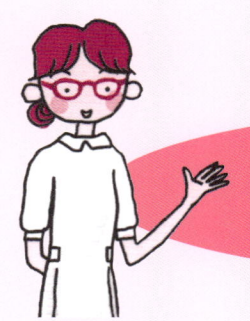

ある日のタイムテーブルです．
時間を追いながら，各場面を思い浮かべ，それぞれどのような
感染予防，準備が必要なのか各自で考えてみましょう

AM START

- 8:30 出勤
- 9:00 **診療の準備** →P14 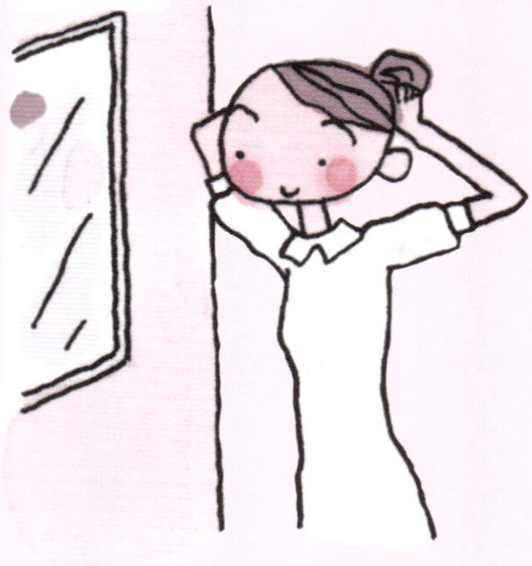
- 9:30 **抜 髄** →P16 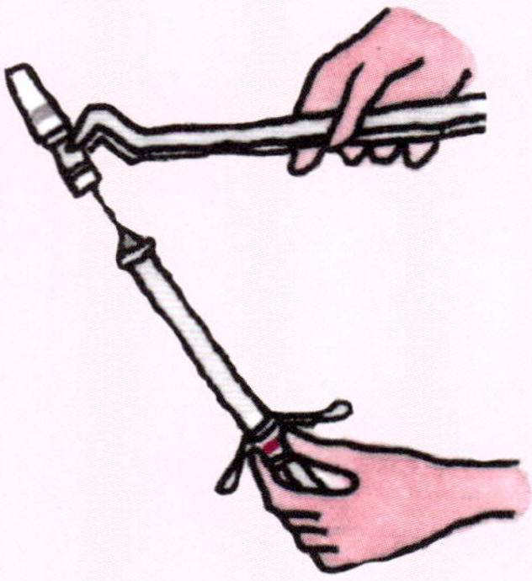
- 10:30 **抜 歯** →P18 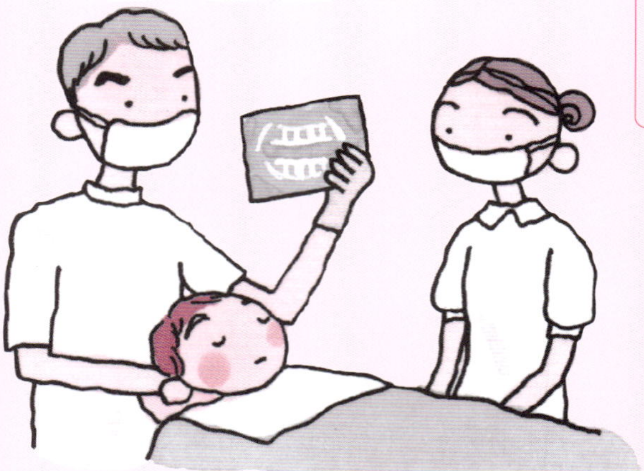
- 11:30 **インレー形成，印象** →P20

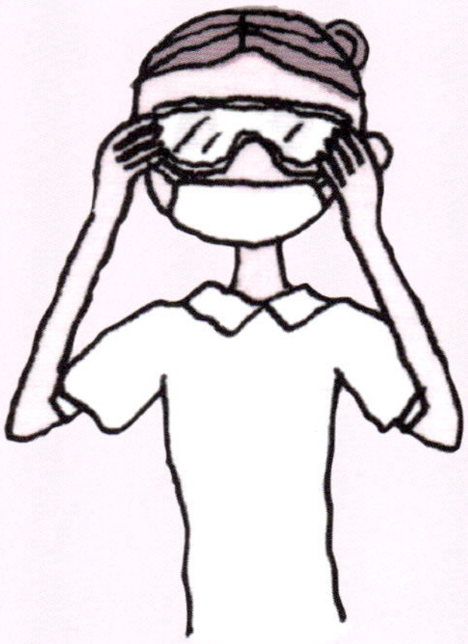

クラウン形成，テック作製 →P22

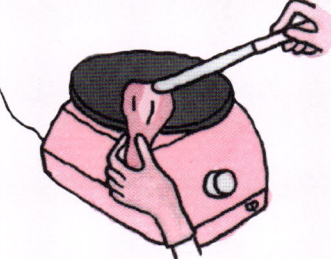

12:30

昼休み →P24

13:00

午後の診療の準備 →P26

13:50

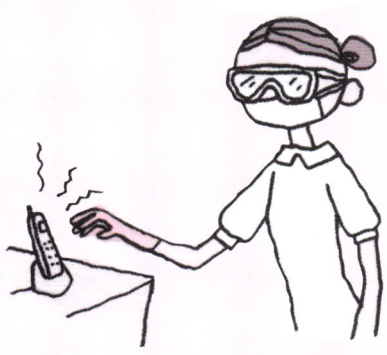

プロービング，スケーリング，TBI →P28

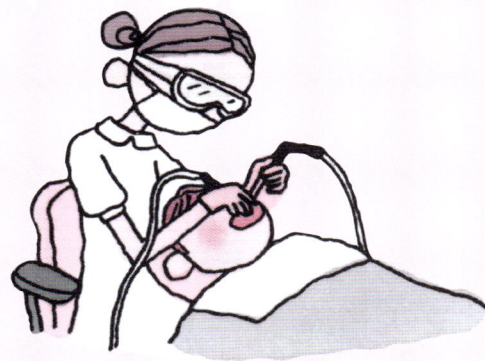

14:00

インプラント手術 →P30

15:00

局部床義歯装着 →P32

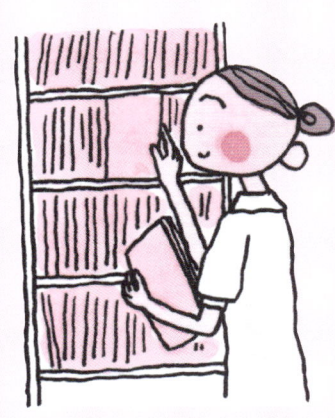

16:00

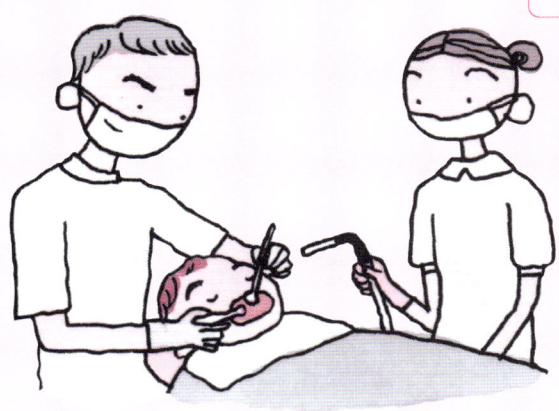

17:00

診療終了 →P34

18:00
帰宅

診療の準備

AM 09:00

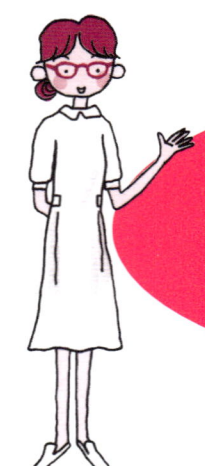

歯科衛生士ゆり子さんとふみえさんの一日を感染予防の視点からレポートしてみましょう！各Questionに○×でチェックしてみてください

ユニフォームへの着替えや朝のミーティングも済み、歯科衛生士のゆり子さんは先輩のふみえさんと、診療前の準備に余念がありません。さあ、どこからチェックしていくか、先輩歯科衛生士の鋭い視線が気になりながらもコンビネーションよく準備を進めていきます。

1 ユニフォームへの着替え

ユニフォーム，キャップ等への着替えも完了しました．それが済んだら次の準備にかかりましょう．

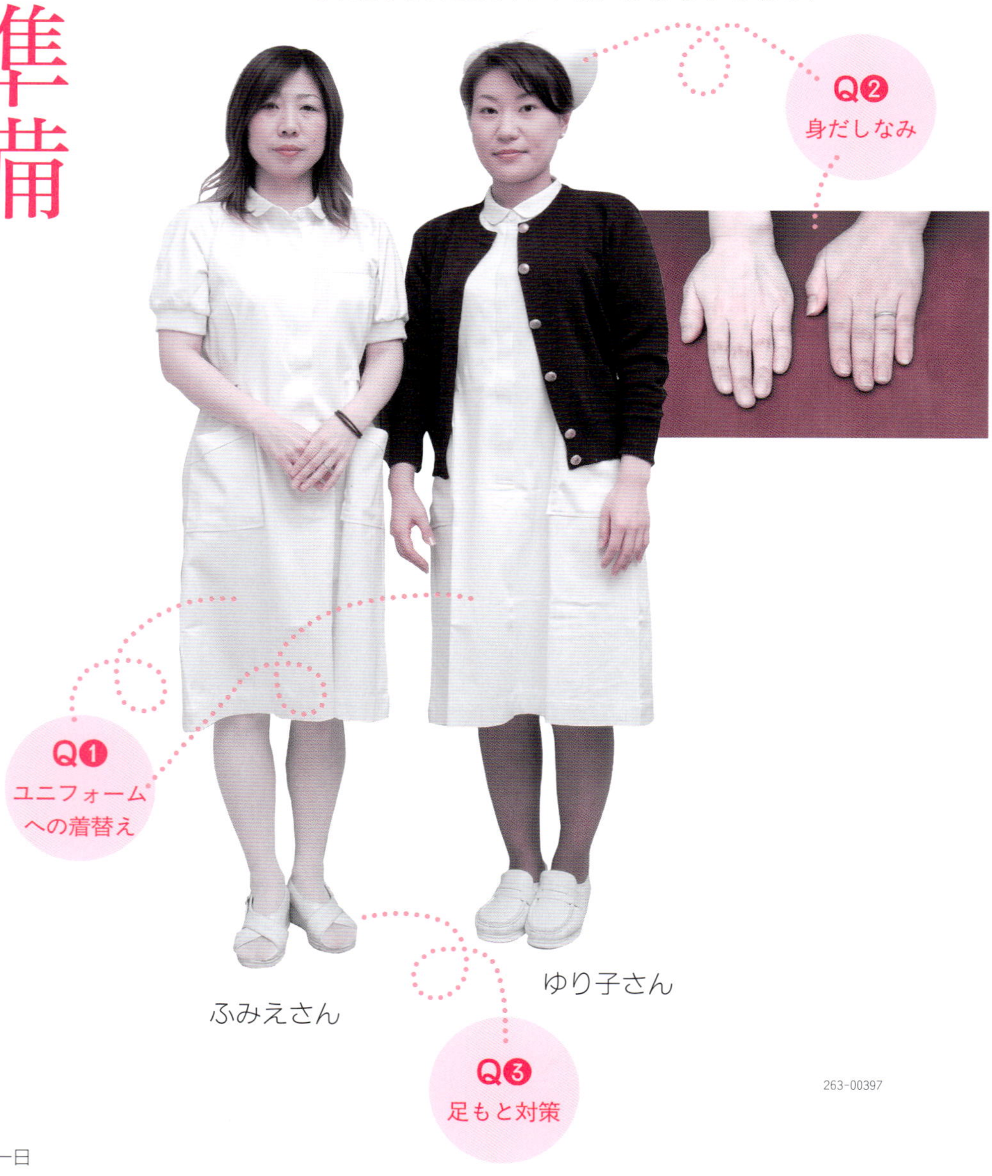

Q1 ユニフォームへの着替え

Q2 身だしなみ

Q3 足もと対策

ふみえさん　　ゆり子さん

Q4 手洗い

2 手洗い

丁寧に手指を洗い，
グローブを装着します．

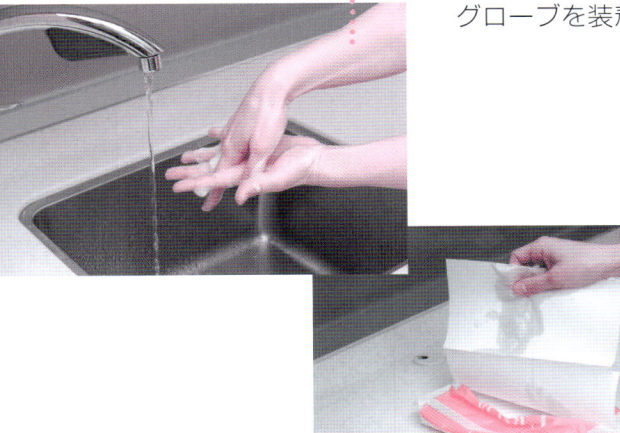

Q5 手拭き

3 室内の清掃

感染に対する予防はいくらやっても
やり過ぎということはありません．
診療室はもちろんのこと，
待合室やトイレも清潔第一です．
季節の花や観葉植物などを
飾る余裕もあるといいですね．

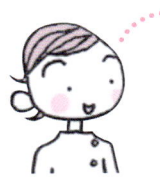
そういえば，学校の講義でも
スタンダードプリコーション
という言葉を
よく耳にしたなぁ～

Check & More Study

ゆり子さんは先輩のふみえさんのアドバイスを受けながら，完璧に準備を済ませました．では，準備のポイントをチェック ✓ してみましょう．

- [ ] チェアーの清掃はしましたか？
- [ ] 基本セットの準備は済ませましたか？
- [ ] タービン，エンジンの空回しをしてみましたか？
- [ ] 薬剤消毒の準備をしましたか（超音波洗浄器用）？
- [ ] 床の掃除は済ませましたか？
- [ ] 印象用トレーの洗浄はしましたか？
- [ ] 自分は歯科衛生士としてふさわしい髪型だと思いますか？

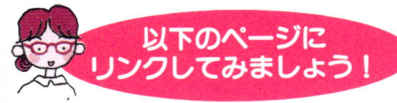
以下のページにリンクしてみましょう！

 See P40 スタンダードプリコーションを知っていますか？

 See P55 滅菌，消毒，洗浄，除菌の違いを知っていますか？

Q❶ ✗：ゆり子さんのカーディガンは感染源となる
Q❷ ✗：ふみえさんの髪が肩にかかりまとめていない
　　　　　ゆり子さんのキャップの先端部分が医療事故の原因となる（p.43 参照）
　　　　　ふみえさんのブレスレット，指輪，長い爪は感染源となる
Q❸ ✗：ふみえさんのサンダルは危険，足全体を覆うゆり子さんのようなものが望ましい
Q❹ ○：（p.69 参照）
Q❺ ✗：ペーパータオルは下に引っ張って取れるように設置する（p.26 参照）

AM 09:30

抜髄

患者さんも予定の時間通りに来院されました。今日は抜髄からスタートです。患者さんと同様、ちょっぴり緊張した空気の中、いよいよ診療開始です。

1 注　射

注意点などを簡単に説明し，患者さんの緊張をほぐしてあげるのも歯科衛生士の大切な仕事です．ドクターが注射器を持ったので，ふみえさんはあわててキャップを持ちサポートしました．

Q① 注射のサポート

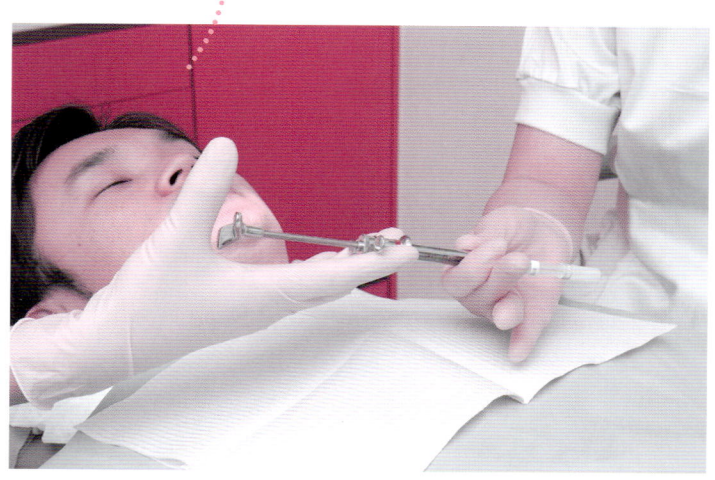

抜髄・根管治療も観血処置です．

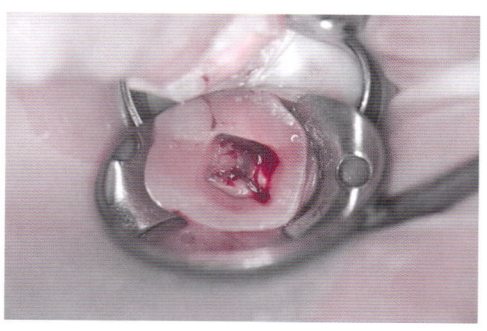
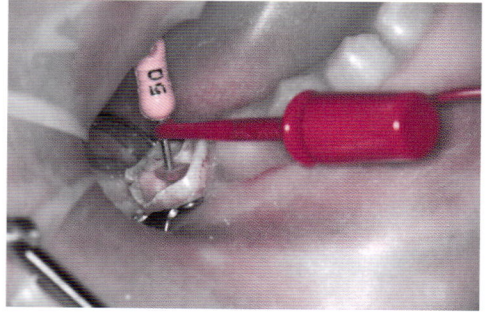

16——歯科衛生士の一日

2 ラバーダム防湿

唾液の進入を防ぎ，誤飲防止などにも有効です．無事に治療を終え，最後に綿栓を根管内に入れました．

Q❷ バキュームの位置

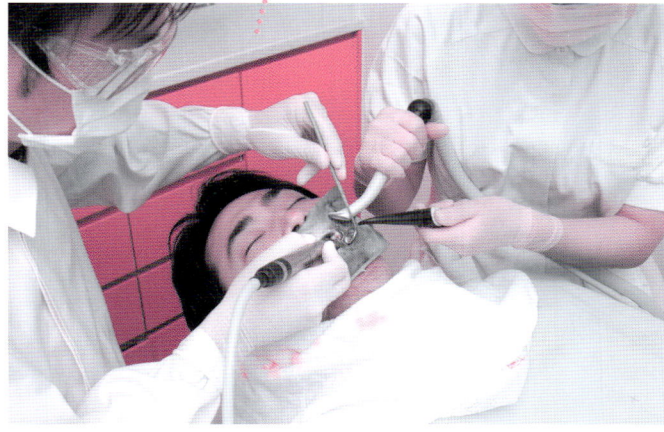

Q❸ チェアーの清拭

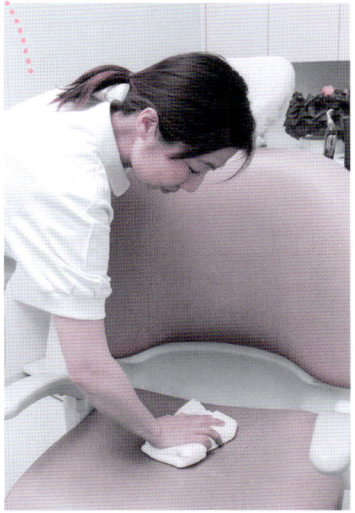

3 治療完了

ほっとひといき…したいところですが，次の患者さんのためにふみえさんはチェアーの清拭も忘れません！

Q❶ ☒：注射器のキャップは手で持たない
Q❷ ☒：バキュームの位置が悪く水が飛散している
　　　（写真は水を赤で染めて飛抹をわかりやすくしている）
Q❸ ◯

Check & More Study

☐ 手洗いの方法について知っていますか？
☐ グローブの正しい装着方法を知っていますか？

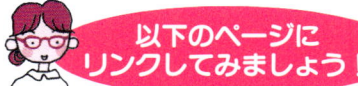 以下のページにリンクしてみましょう！

See P43	感染源の飛沫の程度を知っていますか？
See P57	感染に関わる事故はどのようなときに起こりやすいですか？
See P65	エタノール消毒剤はグローブを劣化させますか？

Attention!

See P84	患者さんの座っていたチェアーの消毒は必要ですか？
See P87	注射針が刺さってしまったときの対応はどうしますか？
See P87	針刺し事故を起こさない方法を知っていますか？

AM 10:30

抜歯

次は抜歯です。
抜歯の準備も手際よくこなしながら、抜歯は今日が初めてという患者さんに、痛くないことを説明している先輩の心配りに感心しつつ、不備はないかどうか再度確認します。

1 抜歯部位の確認

抜歯する歯を最終確認します．

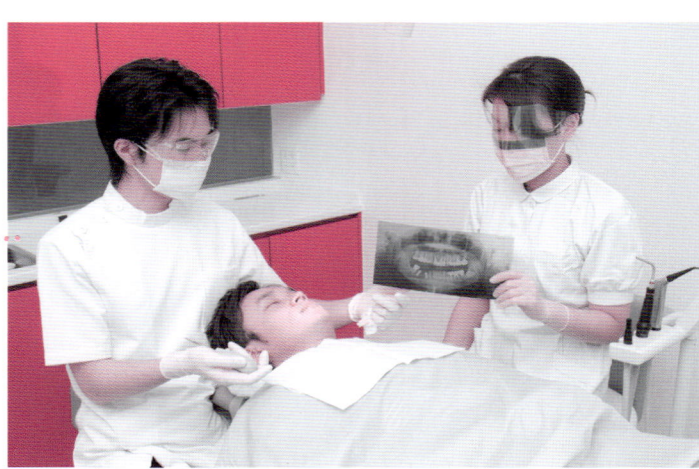

Q❶ 診療中にて

さりげなく患者さんの不安を和らげるなんて，さすが先輩！

2 抜 歯

いよいよ抜歯です．
抜歯鉗子，その他の器材も準備しています．

Q❷ リキャップ

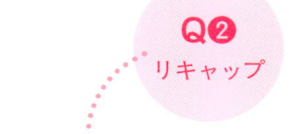

Q❸ リキャップ

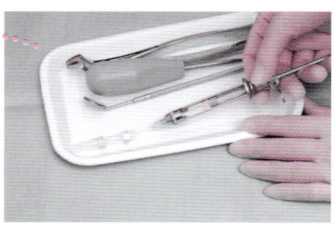

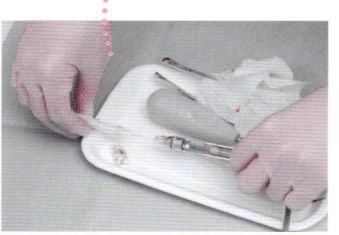

視界から照明が外れたので
すかさずゆり子さんが合わせます．

Q4 照明の調整

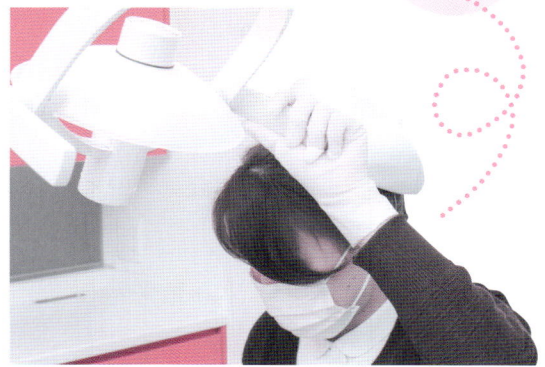

3 抜歯完了

患者さんにガーゼをかませ，
圧迫止血します．
止血している間に，
使用した器材をすばやく
片づけていきます．

Q5 器材の置き方

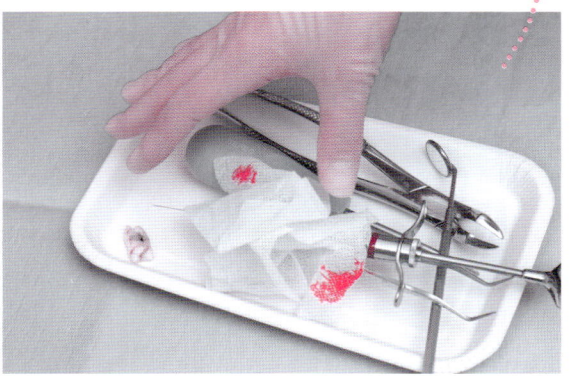

Check & More Study

- [ ] 口腔内はどこからどこまでが汚いのか判断できますか？
- [ ] 局所麻酔のカートリッジの準備はしましたか？
- [ ] 抜歯鉗子の準備はしましたか？
- [ ] ガーゼは不足していませんか？

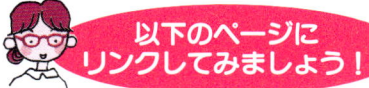

以下のページにリンクしてみましょう！

See P44	血液汚染事故の対応を知っていますか？
See P53	局所麻酔薬カートリッジの再使用はOKですか？
See P57	材質によって器具の消毒・滅菌方法を変えていますか？
See P70	症例によって手指の消毒法を変えていますか？
See P74	照明をあわせるときの手の消毒はどうしますか？

Attention!

| See P88 | 安全なリキャップの方法を知っていますか？ |
| See P88 | 注射針の扱いを知っていますか？ |

Q❶ ☒：グローブをしたまま，エックス線写真に触れるのは不潔
Q❷ ☒：キャップを手で持たない
Q❸ ○
Q❹ ☒：グローブをしたまま，照明器具を触るのは不潔
Q❺ ☒：グローブをしているとはいえ，鋭利な器材に触れる危険性がある．触れる危険がないように置いておく

AM 11:30

インレー形成、印象（C型肝炎患者）

続いての患者さんは感染症患者さんということを朝のミーティングでドクターから聞いています。

Q❶ 身だしなみ

1 感染症の患者さんに対応するときの準備

診療室内の必要な消毒・滅菌を行います．
術者の装備も万全です．

2 歯の切削時

消毒・滅菌をしたチェアーに患者さんを座らせます．
ドクターは神経を集中させてタービンを使って歯を削り始めました．

Q❷ グローブの装着

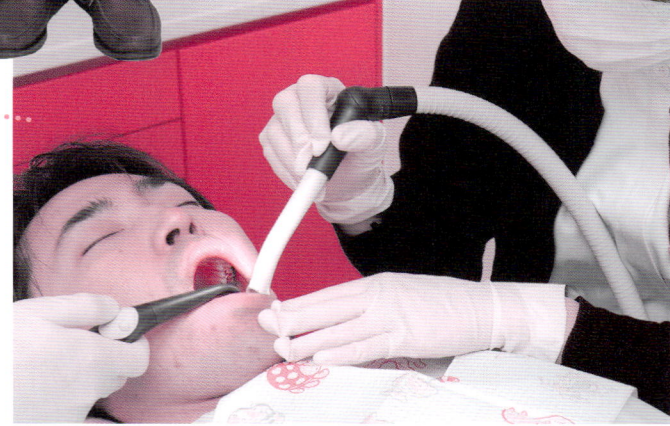

20——歯科衛生士の一日

3 印象採得

滅菌されたトレーで印象採得を行います．
感染症患者から採得した印象採得物の
取り扱いも慎重に行います．

Q❸ 印象採得物の取り扱い

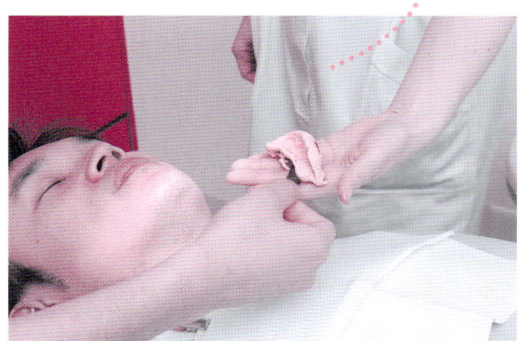

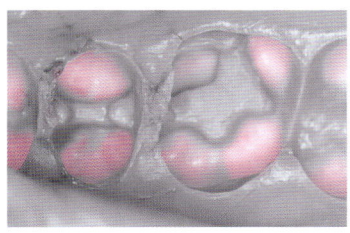
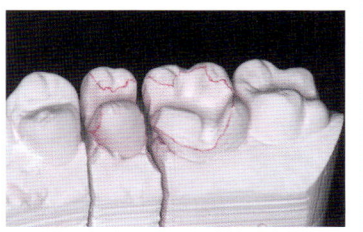
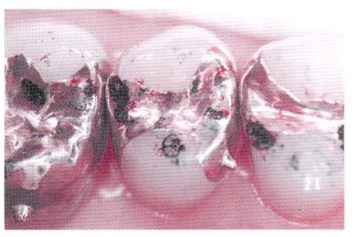

すべて感染の危険を秘めています

4 治療後

器材は，他のものとは別にして
消毒・滅菌して，片づけます．
グローブなどのディスポーザブル用品，
その他廃棄物は専用の廃棄場所へ
片づけ，処理します．

Q❶ ☒：襟元が開いている．ゴーグルがない．グローブをしていない
Q❷ ☒：グローブが不適合
Q❸ ☒：印象採得物は素手で扱わない

Check & More Study

- ☐ 患者さんの特徴は事前に聞いていますか？
- ☐ 感染症に対する知識は十分に足りていますか？
- ☐ トレーの消毒はしましたか？
- ☐ ユニフォームは毎日取り替えていますか？
- ☐ マスクだけでなく，ゴーグルの準備もしていますか？

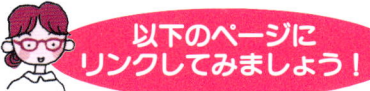

以下のページにリンクしてみましょう！

- See P58　消毒剤の選択と使用法を知っていますか？
- See P73　手荒れ防止は感染症予防に大切ですか？

Attention!

- See P78　グローブさえしていれば感染は防げますか？
- See P79　歯科衛生士は感染症の二次感染の確率が高い職業ですか？
- See P80　エイズの口腔内症状を知っていますか？
- See P83　肝炎ウイルス検査について知っていますか？
- See P84　感染症患者への適切な対応を知っていますか？
- See P87　感染症患者の血液が飛び，目に入ったときはどうしますか？

インレー形成，印象（C型肝炎患者）

PM 12:30

クラウン形成、テック作製

そろそろ、おなかの虫も騒ぎだし、早くランチにしたい気分です。さて、気合いを入れ直してもうひとふんばり。タービンの準備ができているかどうか確認します。

1 タービンの消毒

患者さんが椅子にきちんと座ったのを確認した後，消毒・滅菌したバーをドクターがタービンに装着します．

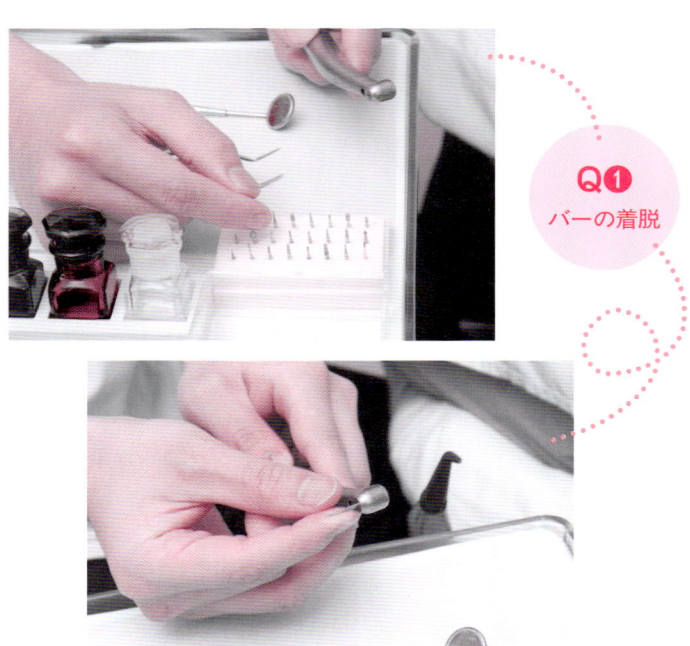

Q❶ バーの着脱

2 クラウン形成

形成中に出血して，患者さんの顔に血液の飛抹が飛んでしまいました．すぐに，ガーゼでふきとります．

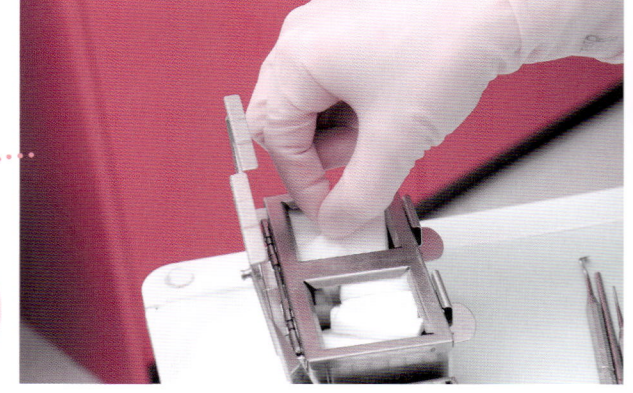

Q❷ ガーゼの取り扱い

3 テック作製

印象採得し，テックを作製します．
患者さんにうがいをしてもらい，終了です．

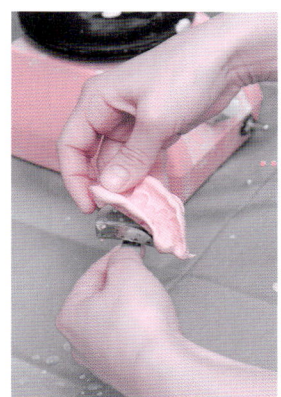

Q3 印象採得

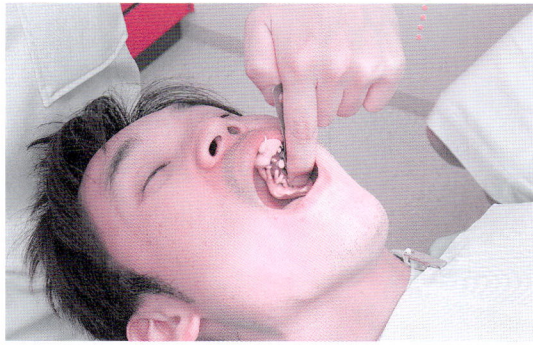

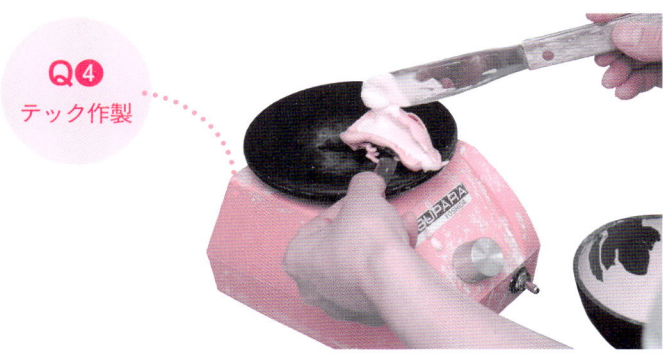

Q4 テック作製

Q1 ✕：バーを素手で扱わない
Q2 ✕：手で清潔なガーゼを扱わない
Q3 ✕：印象を素手で扱わない
Q4 ✕：作業を素手で行わない

Check & More Study

☐ タービンの準備はしましたか？
☐ バーの消毒は済んでいますか？
☐ コンプレッサーの準備はしましたか？
☐ 寒天印象材の準備はしましたか？
☐ ケミクレーブのスイッチは入れましたか？

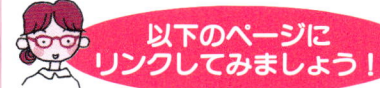

以下のページにリンクしてみましょう！

See P43　空気感染と飛沫感染を知っていますか？
See P49　唾液中の細菌を知っていますか？
See P52　口腔内の消毒法を知っていますか？
See P53　口腔外の消毒を知っていますか？

Attention!

See P84　印象採得物に細菌はついていますか？

クラウン形成，テック製作——23

PM 13:00

昼休み

午前中の診療は終わり、ランチタイムです。グローブを外し、よく手を洗い、うがいをしてから食事をします。

1 診療後

朝から冷え込んでいるせいか、ふみえさんはトイレに行きたくなってしまいました．診療が終わりすぐにトイレにかけ込みました．

Q❶ トイレへ行くとき

2 食事

休憩室のテーブルをふいて、早速食事です．食後にはコーヒーと甘いものが欠かせません！冷蔵庫にもおやつは常備されているようです．

Q❷ 食事風景

24——歯科衛生士の一日

Check & More Study

- [ ] トイレに行くときにはグローブを外しましたか？
- [ ] 外したグローブをポケットに入れていませんか？
- [ ] 食事の前に手洗い，うがいは十分にしましたか？
- [ ] 食事をするテーブルの上にグローブを置いていませんか？
- [ ] 外したマスクはどうしましたか？
- [ ] 冷蔵庫や戸棚は飲食物と医療関係材料を区別して置いていますか？

以下のページにリンクしてみましょう！

See P41　内因性感染と外因性感染の違いを知っていますか？

See P43　感染経路を知っていますか？

See P74　トイレに行った後はどうしますか？

Q❸ 冷蔵庫の中

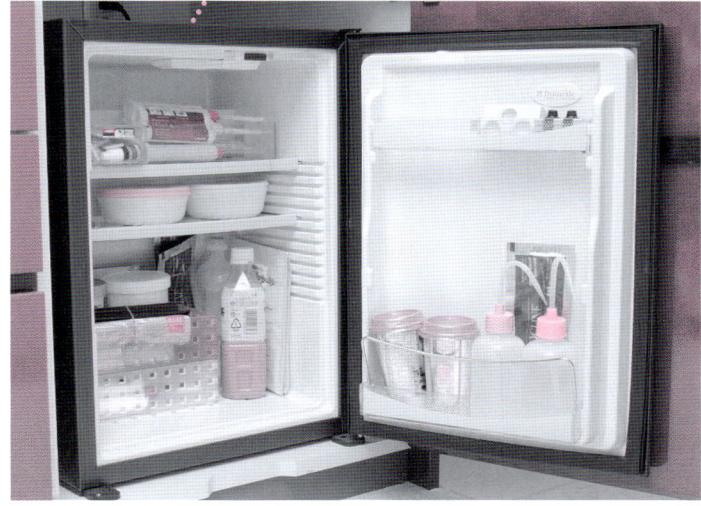

Q❶ ☒：グローブをしたままマスクを外したり，外したマスクやグローブをユニフォームのポケットに入れない
Q❷ ☒：外したグローブやマスクをテーブルの上に置かない
Q❸ ☒：飲食物と医療関係材料を一緒に入れない

昼休み──25

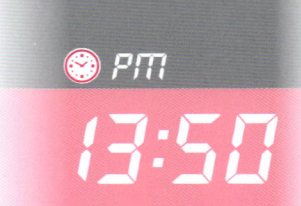

PM 13:50

午後の診療の準備

同僚と最近話題の映画の話で盛り上がり、楽しいランチタイムはあっという間に過ぎてしまいました。さあ午後の診療です。

1 準　備

手洗いを念入りに行い，診療の準備に入ります．

Q❶ 手洗い

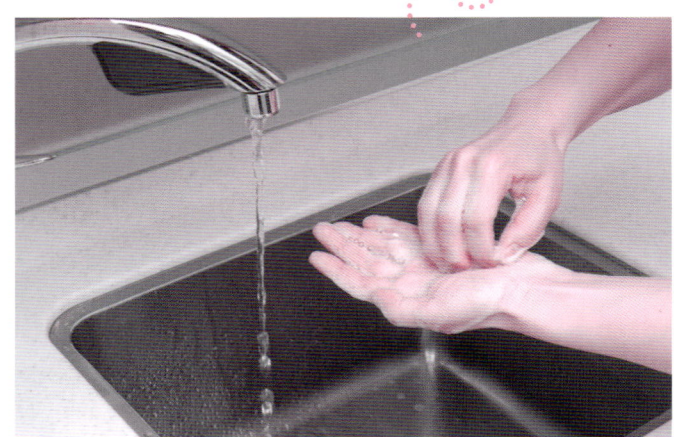

Q❷ ペーパータオル

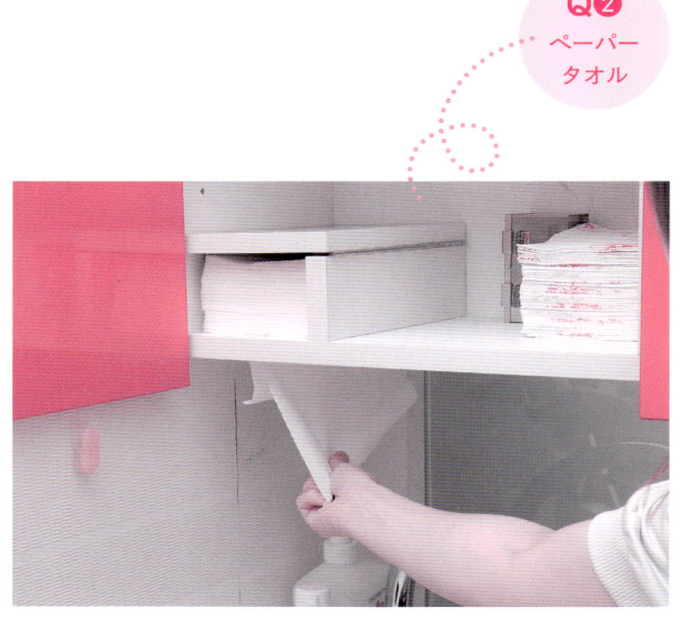

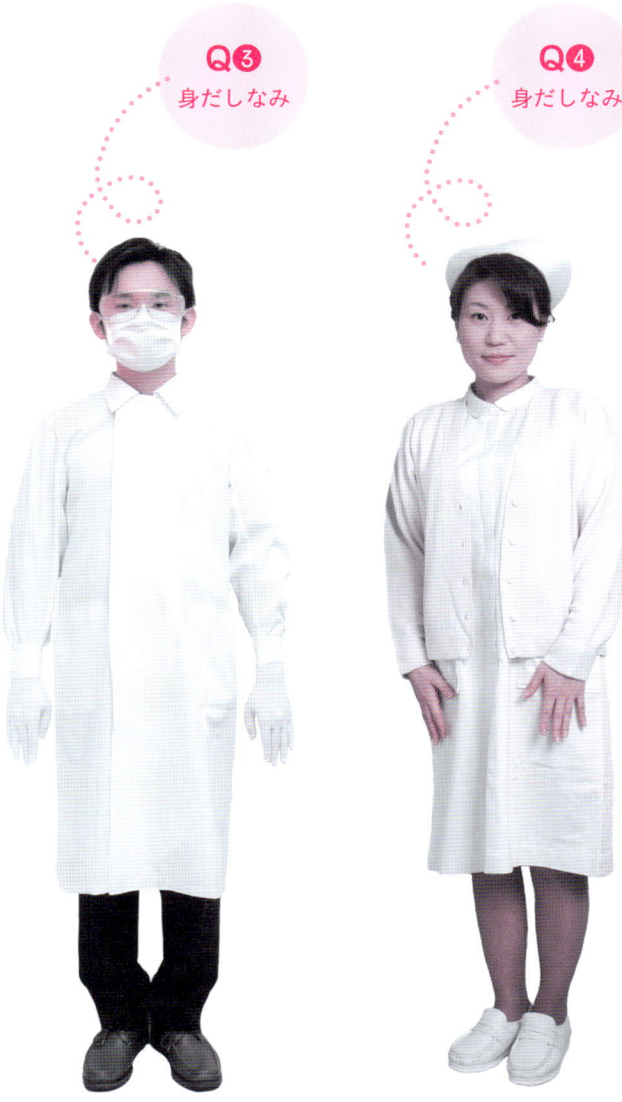

Check & More Study

☐ 午後の診療の準備に不備はありませんか？

☐ 屋外から，再び診療室に入るときの手指洗い・うがいは十分ですか？

☐ 消毒剤，各種薬剤の容器は定期的に交換していますか？

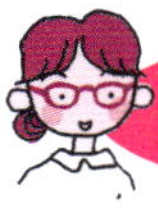

以下のページにリンクしてみましょう！

See P42 歯科衛生士業務での現実的なスタンダードプリコーションとは何ですか？

See P45 歯科衛生士用のカーディガンは汚いですか？

See P61 消毒剤，各種薬剤のつぎ足しはOKですか？

See P70 正しい手洗いの方法を知っていますか？

See P73 グローブの正しい装着方法を知っていますか？

See P74 手指消毒剤の注意点を知っていますか？

See P74 手洗い後の乾燥法を知っていますか？

2 消毒剤や薬剤の準備

アルコールがなくなっていることに気づいたので薬瓶の中へ新しいアルコールをつぎ足そうとしたら，先輩に注意されました！

Q❶ ◯
Q❷ ◯
Q❸ ◯
Q❹ ✕ ：ゆり子さんのカーディガンは感染源となる．ゆり子さんがグローブをしていない
　　　（歯科衛生士キャップについてはp.43参照）

午後の診療の準備 —— 27

PM 14:00

1 スケーリング

確実にかつすばやく，歯石をとることが求められます．
そのとき，出血する可能性もあることを
意識していなければいけません．
PMTC (Professional Mechanical Tooth Cleaning)
も同様です．

プロービング、スケーリング、TBI

自分の口腔の状態や口腔内清掃の大切さを患者さんに知ってもらうよいチャンスです。誰もがわかる言葉や表現で患者さんに理解させられるかどうか、歯科衛生士の腕の見せどころです。

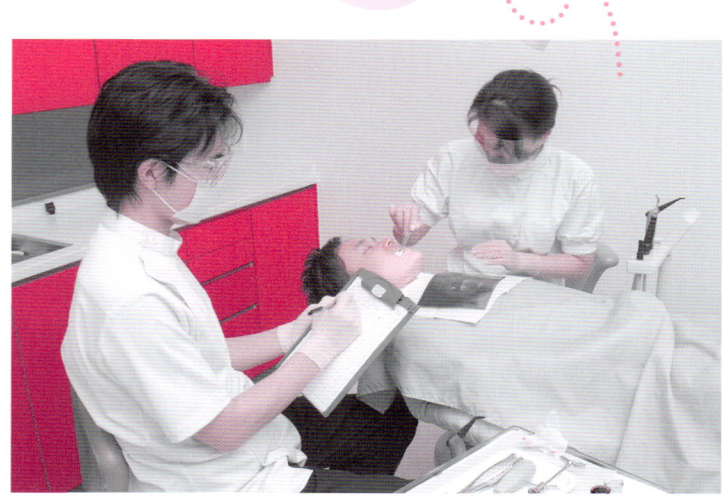

Q❶ 診療中にて

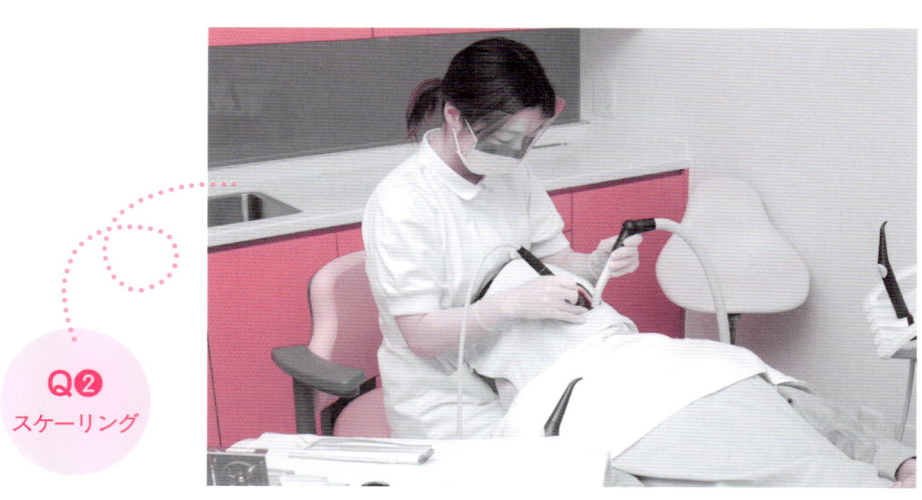

Q❷ スケーリング

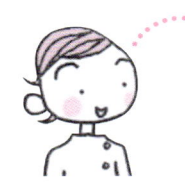

スケーリング時，唾液が飛んで眼に入ったら，どうしましょう．

2
TBI
(Teeth Brushing Instruction)

鏡などを患者さんに持ってもらい，
実際に歯ブラシの当て方を指導します．
消毒・滅菌された
歯ブラシを患者さんに渡します．

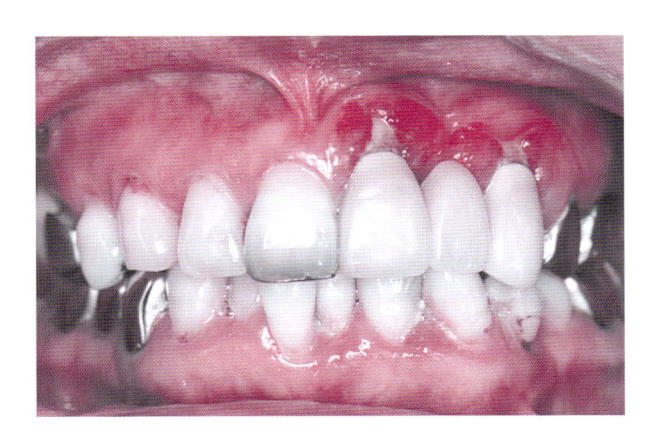

血液，唾液，デンタルプラーク，
歯石…すべて感染源です

Q❶ ☒：グローブをしたままカルテを触らない
Q❷ ☐

Check & More Study

- ☐ スケーリングの準備はしましたか？
- ☐ PMTCの準備はしましたか？
- ☐ マスクだけではなくゴーグルの準備はしましたか？
- ☐ プローブの準備はしましたか？

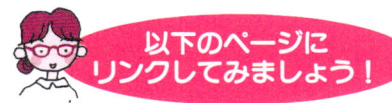

以下のページにリンクしてみましょう！

- See P44 足もと対策は必要ですか？
- See P49 スケーリングやPMTCも観血処置となりますか？
- See P49 唾液からは感染しませんか？

Attention!

- See P87 眼の消毒方法は分かりますか？

PM 15:00

インプラント手術

そろそろ眠気が襲ってくる時間帯です…。軽くストレッチをして、頭をすっきりさせて、次の診療にのぞみます。

1
歯肉切開

必要な消毒をして歯肉切開から始められます．

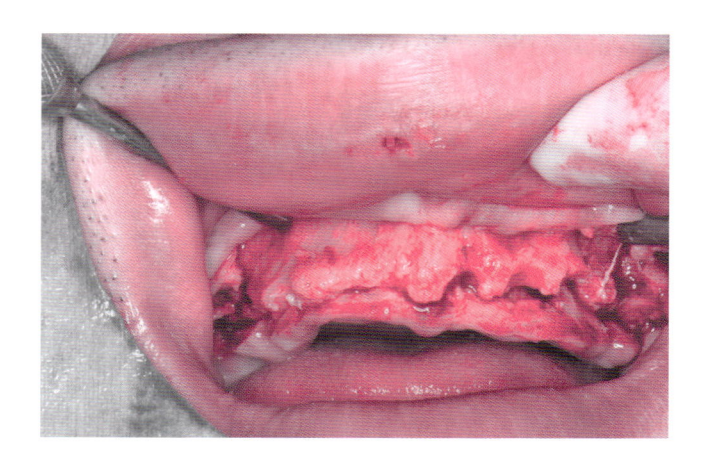

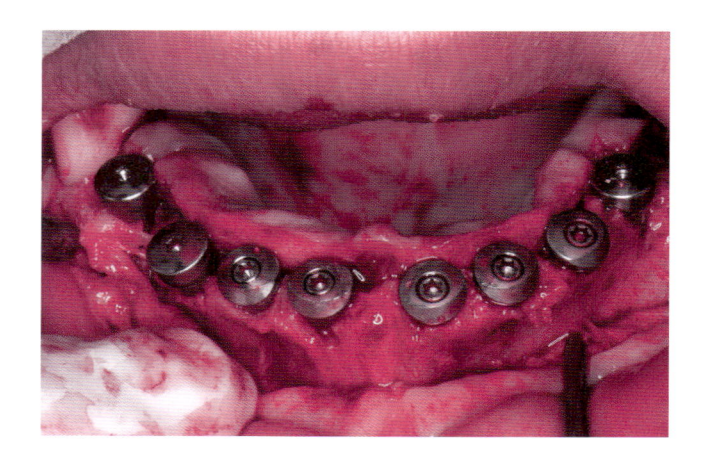

口腔内にはたくさんの細菌が存在していることを認識しながら，補助します．

2 骨窩洞形成

途中，追加の器材を準備することになりました．
あ，ゆり子さんグローブは？

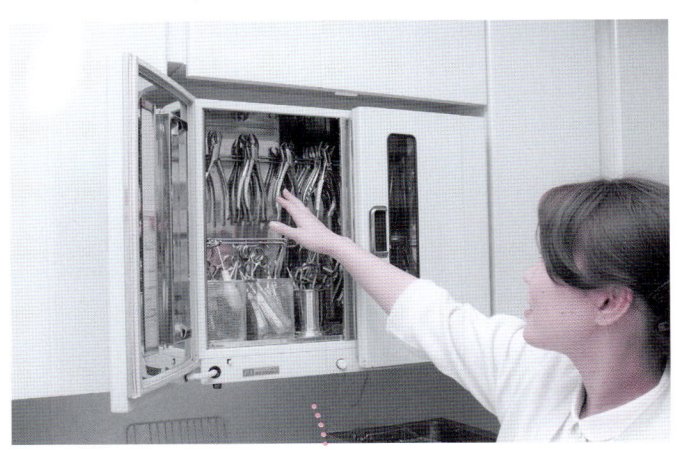

Q❶ キャビネットの器具を取るとき

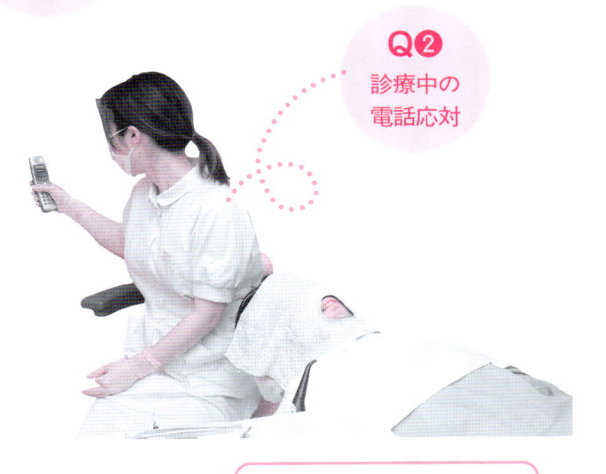

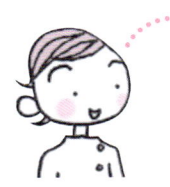

Q❷ 診療中の電話応対

あら，大変！
電話が鳴っているわ！

Q❶ ☒：素手では取らない．グローブをつけ鉗子を使って取る
Q❷ ☒：グローブをしたまま受話器を持つのは不潔

Check & More Study

☐ 診療器材，器具の消毒・滅菌はしましたか？

以下のページにリンクしてみましょう！

See P52　口腔内の特殊性を知っていますか？

See P62　目的にあった消毒・滅菌法について知っていますか？

See P70　診療補助の途中で電話が鳴ったとき，グローブはどうしますか？

See P73　ラテックスアレルギーを知っていますか？

インプラント手術——31

PM 16:00

局部床義歯装着

本日、最後の患者さんになりました。今日はおいしいと評判のベトナム料理のお店に高校時代の友人たちと集まる予定です。そんなことをふと考えていたら、先輩から器材の追加を指示されました。まだ診療は終わっていません。喝を入れて再び局部床義歯装着の準備を始めます。

1 義歯装着

義歯装着のための，必要な器材の消毒・滅菌をします．

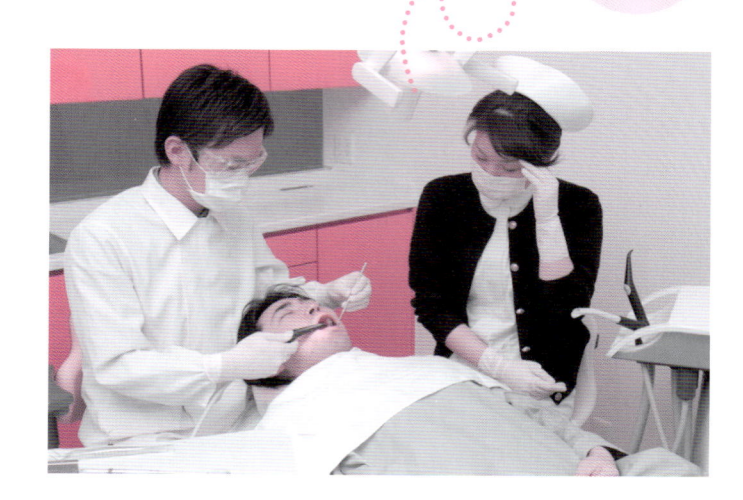

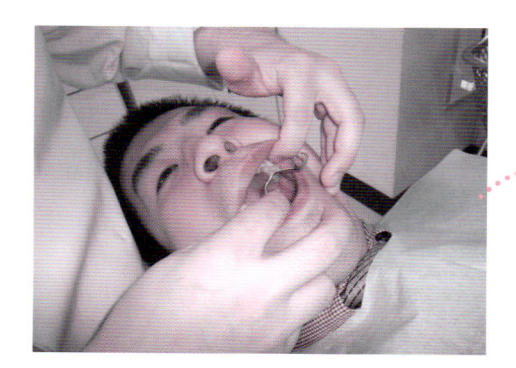

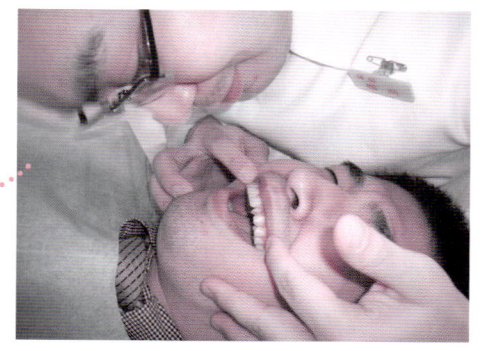

Q❶ 診療中にて

Q❷ 義歯装着

Q❸ 咬合確認

患者さんが使用している義歯をドクターが調整しているときに粉塵を吸い込んでしまいました．すぐにドクターから指示をもらいます．

2 受付応対

今日の処置後の諸注意を説明し，次回の来院予約をとります．

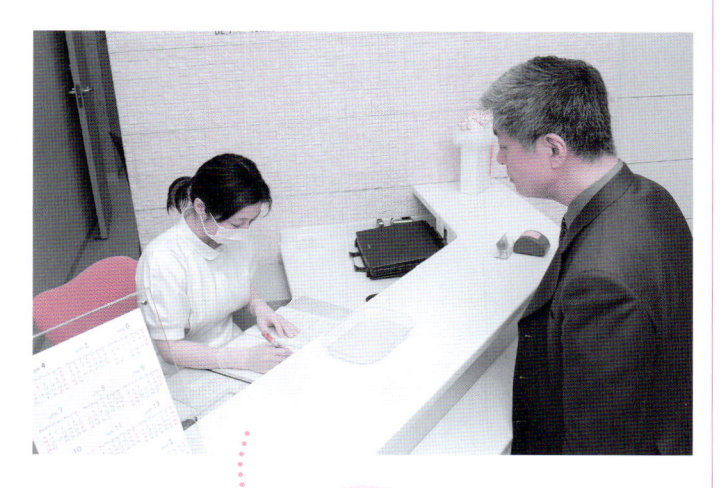

Q❹ 受付にて

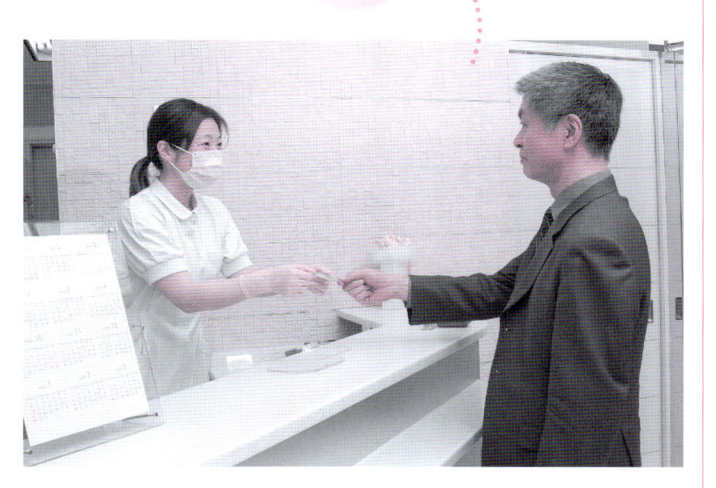

Check & More Study

☐ 義歯装着のための準備はできていますか？

以下のページにリンクしてみましょう！

See P40	スタンダードプリコーションを説明できますか？
See P45	髪の毛は清潔ですか？
See P74	患者さんの鞄はきれいですか？
See P74	ペンは清潔ですか？

Attention!

| See P86 | 患者さんが使用している義歯を調整しているときに粉塵を吸い込んでしまった場合どうしますか？ |

Q❶ ☒：診療中に髪の毛をさわるのは不潔
　　　　カーディガン，キャップは感染源となる
Q❷ ☒：素手で装着しない
Q❸ ☒：素手で触らない．マスクをしていない
Q❹ ☒：グローブをしたまま予約簿に記入したり，患者さんに診察券を渡してはいけない．個人情報の取り扱いに注意！

局部床義歯装着

PM 17:00

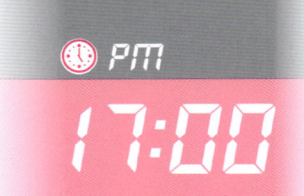

診療終了

今日の診療も無事に終了しました。片づけや清掃、明日の準備まで、チームワークの良さで次々と終わらせていきます。今日は週末ということもあり、皆、声も明るく元気がみなぎっています。

1 消毒・滅菌

それぞれに必要な消毒・滅菌を行います．

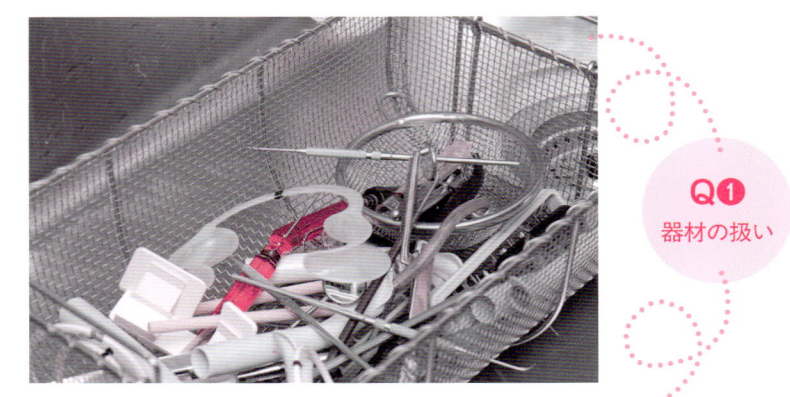

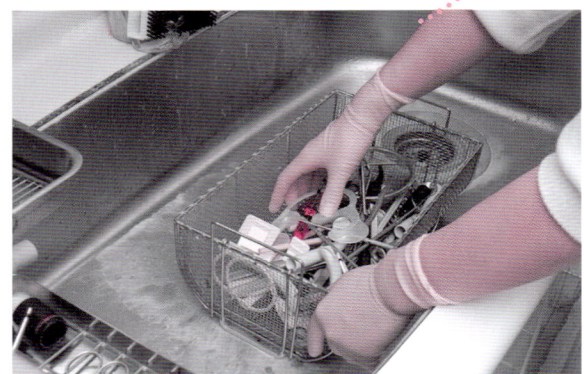

Q❶ 器材の扱い

Q❷ ゴミ箱の中

2 廃棄物の取り扱い

医療廃棄物，非医療廃棄物の分別をしっかり行います．特に医療廃棄物については，感染性のものと非感染性のものを区別します．

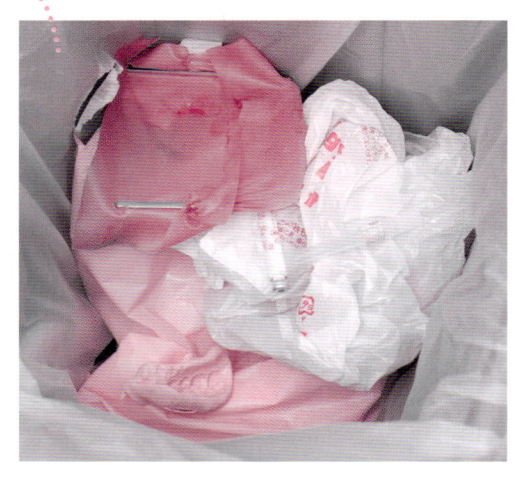

34——歯科衛生士の一日

3 清掃

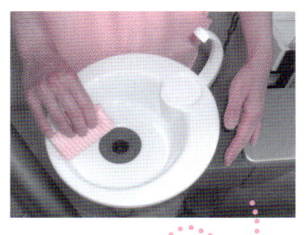

チェアーの清拭，スピットンや切削片などの清掃を行い，エンジンオイルの注油も忘れずに行います．

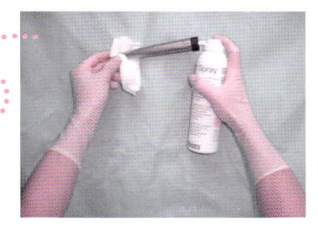

Q❸ スピットンの清掃

Q❹ エンジンオイルの注入

4 整理・整頓

今日，使用した口腔内写真やエックス線写真，カルテの整理も重要な仕事です．

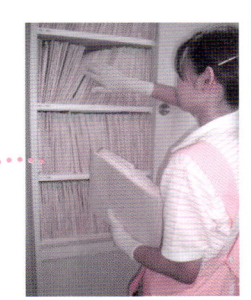

Q❺ カルテの整理

5 受付の片づけ

患者さんの人数集計，窓口収入計算など，細かい仕事をきっちりこなすことも，歯科衛生士の大事な業務です．ミスのないように，必ず確認するクセをつけましょう．

- Q❶ ☒：鋭利な器材が無造作に置かれていて危険．手で直接，触るのも危険
- Q❷ ☒：医療用廃棄物と一般廃棄物の分別ができていない
- Q❸ ☒：素手で行わない
- Q❹ ◯
- Q❺ ☒：グローブをしたまま行わない

Check & More Study

- ☐ タービンの消毒はしましたか？
- ☐ バキュームの消毒はしましたか？
- ☐ ごみの分別は皆が分かるように整理整頓されていますか？
- ☐ チェアーの清拭はしましたか？
- ☐ スピットンの清掃をしましたか？
- ☐ エンジンオイルの注油は忘れていませんか？
- ☐ 口腔内写真の整理はしましたか？
- ☐ エックス線写真の整理はしましたか？
- ☐ 明日の患者のカルテチェックはしましたか？
- ☐ 技工物の確認はしましたか？
- ☐ 患者人数の集計はしましたか？
- ☐ 窓口収入の計算に間違いはありませんか？
- ☐ 帰るときの消毒はしましたか？
- ☐ スイッチは全て消しましたか？

以下のページにリンクしてみましょう！

- See P41 病院ではどんな病原体が問題となりますか？
- See P67 医療廃棄物の分別と管理方法を知っていますか？

AM 9:00〜17:00 PM いつでもチェック！

診療中にアシストと併行して行う業務が完璧にこなせてこそ，一人前の歯科衛生士といえるでしょう．ひとつでも忘れることのないようにもう一度チェックしてみましょう．

Check & More Study

Check	
	超音波洗浄器（15分）　一日8回
	ケミクレーブ　一日数回（状況による）
	オートクレーブ　一日数回（状況による）
	ガス滅菌　朝夕2回（エアレーションがあるため，時間がかかるので，夕方にかけて支度し，翌日取り出す）
	受付，電話応対
	処方箋の受渡し
	来院の予約，予約簿への記載
	印象材練り
	石膏注ぎ
	スケーリング
	テック作製
	セメント除去（仮封，合着）
	薬剤の補充，材料の補充
	患者ごとの手指消毒，グローブ，マスクの取り替え
	患者ごとのエプロン交換

以下のページにリンクしてみましょう！

See P43	診療中の服装（ユニフォーム，ウェア，カーディガン，ストッキング，靴下など）の交換・洗濯および診療施設以外での着用はどうしていますか？
See P45	身支度は済ませましたか？（髪の毛，爪）
See P51	患者さんと話すときの注意点を知っていますか？（感染予防面から）
See P52	どこからどこまでが汚いのか知っていますか？
See P55	診療器材，器具の消毒・滅菌を正しく行っていますか？（環境衛生も含む）
See P62	目的にあった消毒・滅菌法について知っていますか？
See P69	手洗いの方法について知っていますか？
See P73	グローブの装着方法を知っていますか？
See P73	ラテックスアレルギーと，その対応について知っていますか？
See P74	患者さんの洋服と鞄を持つ手はどうしますか？

Appendix

歯科衛生士の感染予防 本音と現実

"歯科衛生士の一日"で思いあたることはあったでしょうか．以下にもう一度まとめてみます．

日常的なこんなシーン，○×どちらでしょうか？

（1）薬瓶の薬液が少なくなりました．朝の準備のとき，薬瓶に薬液をつぎ足し補充しました．

（2）一日の診療が始まりました．タービンで形成をしているドクターの補助でバキュームを行っていました．そのとき，前髪がパラパラと目の前に下がってきたため，視野の妨げになる髪の毛をあいている手でかき上げました．

（3）FOp（歯肉剝離搔爬術）の診療補助を行っているときに，滅菌器具である把針器を，血液のついたグローブのまま紫外線保管庫から手で取り出しました．

（4）SRP（スケーリング）を実施しているとき電話が鳴りました．誰も手があいていないため，患者に含嗽をするように伝え，チェアーを起こしてグローブをしたまま急いで受話器を取りました．

（5）ファイナル印象採得を行いました．できるだけ早く石膏を注ぐように指示されました．歯科衛生士は，患者の口から外したままの印象採得物を持って急いで技工室に行き，石膏を注ぎました．

（6）昼食を買いに近くのコンビニまで出掛けます．今日は少し寒いのでユニフォームの上にカーディガンを羽織って，走って買い物に出掛けました．

（7）ようやく業務が終了です．最後まで

診療補助についていた歯科衛生士は，皆が飲みに行こうと待っていてくれたので，グローブを外し，手洗いをせずに着替えを済ませて合流しました．飲み会のお店のお手拭きで，手についていたグローブの白い粉を拭き取りました．

いずれの行為も，毎日の診療の中などで仕方なく，もしくは意識なく行っている行為だと思います．しかし，本当はNGということは分かっているのだと思います．さて，NGをクリアするためには，どのような工夫ができるのでしょうか．日常業務に流されることなく，スタッフで話し合いを持って，解決していけるように努力してみましょう．

歯科衛生士の本音と現実を本文中のコラムとしてまとめてみました．あなたは自分が勤務している歯科医院で自分自身が治療を受けると仮定した場合，衛生面や院内感染予防に関して，安心して治療を受けることができますか？不安を感じることはありませんか？今しているグローブを自分自身の口腔内に入れることはできますか？このことをいつも心に留め，自分自身の感染予防だけでなく，患者さんへの感染予防を心に留めて診療に携わっていきたいと考えます．

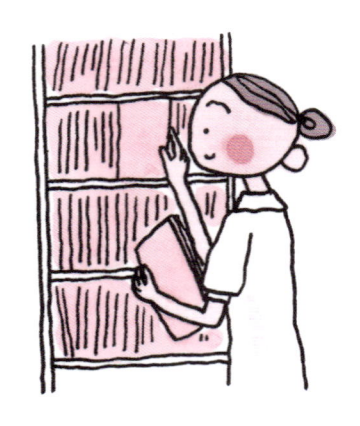

More Study

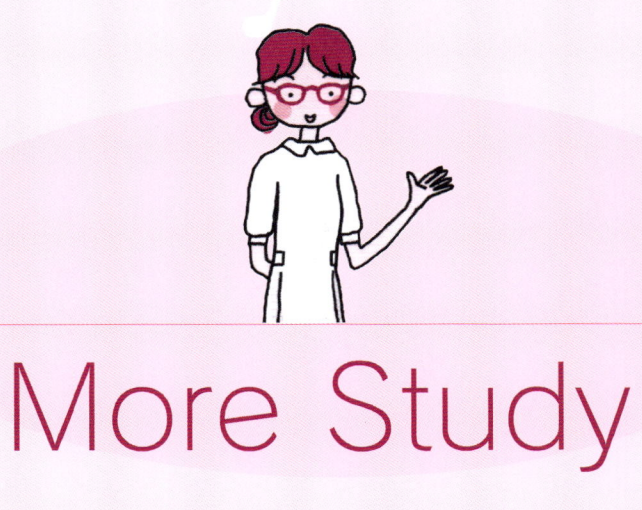

More Study
Standard Precautions for Dental Hygienists

I 歯科のスタンダードプリコーション

　従来，歯科診療における感染症対策は，病原体の確認された肝炎ウイルスなどだけを対象に予防対策を行ってきたといっても過言ではない．しかし，患者に対する医療面接や臨床検査を行っても，その病原体の有無を同定することは難しかった．そこで，歯科外来患者のすべてを感染の可能性があるものとして取り扱い，血液曝露などの問題に対して対策を練る必要があったスタンダードプリコーションは，医療従事者を感染から守り，患者を感染から守るための基本的な感染予防対策である．これはCDCが1996年に発表した感染対策の基本である．その概念の基本は，血液（目視できる血液の混入した唾液），体液，喀痰など汗を除くすべての湿性生体物質（moist body substance）には感染性があり，病原体を含んでいるとして対応するというものである．つまり，スタンダードプリコーションは，感染症の有無にかかわらずすべての患者に適応される概念である．

　また，2003年には「歯科医療現場における感染制御のためのガイドライン；Guidelines for infection control in dental health-care stings 2003」が刊行された．これは，1996年のスタンダードプリコーション以降の新しい概念を加えて作成されたものである．

　要約すると以下の内容について記されている．
1）歯科医療従事者への教育と防護
2）血液由来病原体の伝播の予防
3）手指衛生

4）身体防護用具
5）接触皮膚炎とラテックス過敏症
6）患者ケア器具の滅菌と消毒
7）環境の感染制御
8）歯科用ユニット給水系回路，バイオフィルム，水質
9）特別に配慮すべき事項
　（1）切削器具および他の装置
　（2）エックス線写真撮影装置
　（3）非経口投薬
　（4）口腔外科処置
　（5）歯科技工所

内因性感染と外因性感染
●内因性感染源
常在菌の生息する皮膚，鼻，口，消化管あるいは腟などの身体各部が感染源

●外因性感染源
看護職員，見舞客，介護器具，医療器具あるいは病院環境などの患者の外部にある感染源

院内感染
●院内感染とは
①定義
病原体あるいはその毒素により引き起こされた局所性または全身性の病状をいう．入院時すでに感染していたり，潜在していたものはその対象とならない．
②院内感染とみなされる特別な状況
病院内で感染し，退院後に発症した場合．
③院内感染とみなさない特別な状況
入院前すでに病院外で感染している場合．
④感染とみなさない状況
皮膚，粘膜，開放創，排泄物，分泌物に細菌は存在するが，臨床上好ましくない徴候または症状の原因でないコロニー．

●病原体
HIV，A・B・C・D・E型肝炎ウイルス，ブドウ球菌，レンサ球菌，結核菌，麻疹，水痘，ヘルペス，セラチア菌，その他

●病原性微生物が存在する可能性
血液，唾液，粘膜分泌液，精液，気管支分泌液，湿性組織，腟分泌液，鼻腔・副鼻腔分泌液，脳脊髄液，糞便，腹水・胸水，膿，嘔吐物，羊水，創傷面からの滲出液，尿，その他

主要感染部位の分類
（NNIS：National Nosocomial Infection Surveillance：全米院内感染サーベイランスシステム）

- ●尿路感染
- ●手術部位の感染
- ●肺炎
- ●血流感染（菌血症）
- ●骨ならびに関節の感染
- ●中枢神経系の感染
- ●心血管系の感染
- ●眼，耳，鼻，喉および口腔の感染
- ●消化器系の感染
- ●肺炎以外の下気道感染

- 生殖器の感染
- 皮膚および軟組織の感染
- 全身の感染（播種性感染）

スタンダードプリコーション

●院内感染のコンセプト

すべての患者の血液，唾液を含む体液，排泄物は感染性病原体で汚染されているものとして扱い，直接接触を避ける．

●予防対象

患者から患者への感染を防ぎ，患者から家族への伝播を防ぐ．その他，医師，歯科医師，看護師，臨床検査技師，歯科衛生士などの医療従事者や清掃業者などへの感染も防ぐ．

●手洗いを行う

感染源に接触したとき，グローブを外したとき，患者から次の患者に移るとき．

●グローブを装着する

血液，体液，排泄物に接触するとき，傷のある皮膚粘膜に接するとき．

●マスク・ゴーグル・フェイスシールドを装着する

血液，体液，排泄物の飛沫が眼，鼻，口を汚染する可能性があるとき．

●ガウンを装着する

血液，体液，排泄物が衣服を汚染する可能性があるとき．

●器具・器材（可能な限り使い捨てのものを用いる．再使用の場合には他への汚染を防ぐ）

① critical：無菌域の組織，血液と接触する器具は滅菌が必要
② semi-critical：粘膜に接触する器具は高レベルの消毒が必要

COLUMN

スタンダードプリコーションって分かる？

総合病院に勤務している現役の歯科衛生士たちに質問してみました．残念ながら，全員言葉を知らない状態でした．自分たちが，日常の臨床で行っている感染予防対策が，スタンダードプリコーションの概念に基づいて行われているという認識はありませんでした．でも，臨床実習中の学生に質問したところ，ほどんどの学生が言葉としては知っていました．

「では，その意味は？」

数名の学生は，あいまいながらも答えました．

「すべての患者さんが感染症であると考えることです……」

学生時代に知っていた言葉でも，卒業して数年経つと言葉としては忘れてしまうようです．それを受け，重ねて質問してみました．

「では，実際にどのようなことをすればいいのかな～？」

学生いわく

「グローブをすればいいのかな～」

「では，グローブ以外には？」

「……（＾＾；）」

なんとなく知ってはいても，実際にどこまで理解して実践できるかが重要となってきます．

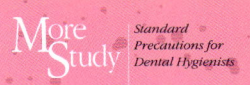

③ non-critical：損傷のない皮膚と接触する器具，環境表面は消毒，洗浄剤が必要

● リネン

他への汚染を防ぐ．汚染が強度な場合は廃棄する．

● 患者

個室に隔離する．

● 感染性廃棄物

感染性廃棄物とは，直接人体に影響を及ぼすという意味ではない．血液が付着したものなど，感染性である可能性のある廃棄物である．

感染経路予防

● 空気感染予防対策

空気を媒介する感染性塵埃（じんあい）に留意し，飛沫微粒子（5μm以下）の伝播を防ぐこと．

● 飛沫感染予防対策

特殊な診療処置，咳，くしゃみ，会話などによる感染性飛沫粒子（5μm以上）の伝播を防ぐこと．

COLUMN
なぜユニフォーム（白衣）に着替えるの？

　感染予防の第一歩は，着替えから始まります．ユニフォームは何枚持っていますか？その枚数で洗濯は間に合いますか？患者さんから見ると清潔感あふれるユニフォームですが，本当に清潔なのでしょうか．ユニフォームの交換の目安は，多くの医療機関でその人の判断基準に任されている状態です．気がつかないうちに汚染されているのがユニフォームです．私たちのユニフォームは，大多数が半袖です．もちろんいちばん汚染されやすい袖口をなくし，手洗いしやすいことが前提になっています．診療中，本来の目的とは別に手洗いすることが習慣となっているため曜日（週何回）や，独自の交換基準で，襟口の汚れが気になったら交換という場合が多いようです．

　診療中，けっこう汚染されているのが胸元から腹部にかけてです．歯肉からの出血を伴った患者さんのポリッシング後の胸元を見てください．小さな赤いシミがあることもしばしばです．タービンを用いた形成時の飛沫も，もちろん見過ごせません．こんなに汚染されたユニフォームでは，感染予防なんて考えられないですね．なるべく頻繁に交換することが望ましいのですが，そんなにユニフォームを持っていないのが現実です．まめな洗濯がポイントですね．もちろん，汚染されていますから，他の衣類とは分けて洗濯することが感染予防のためには必要です．また，学生時代には当たり前に着用していたキャップですが，臨床の現場では着用していたりいなかったりとさまざまです．総合病院で看護師を対象に行った調査では，ナースキャップの交換の目安はおおよそ1カ月ということでした．看護業務と比較すると，歯科診療時にはキャップへの飛散も多くなりますので，ユニフォーム同様の交換が望まれます．しかし，キャップによる医療事故も多くなり，キャップをしない病院も増えています．

● 接触感染予防

皮膚と皮膚の接触，汚染物との接触による感染症を防ぐこと．

血液感染予防対策の実際

● B 型肝炎ウイルス

① 多くの消毒剤に抵抗を示すが熱により不活化する．
② HBs 抗原・抗体検査の実施とワクチンの接種．

● C 型肝炎ウイルス

① 保菌者の診断には HCV 抗体の測定．

● HIV

① 感染力は弱く，56℃の加熱，通常の消毒剤で不活化する．
② 次亜塩素酸ソーダ（0.5〜1.0％溶液）で簡単に死滅する．

● MRSA

① 薬剤耐性が強く，生体防御機構による排除は困難．
② 表層感染の場合は心配ないが，日和見感染により重大な症状を起こす．

血液汚染事故発生時の対応

（1）刺入部から血液をしぼり出す．
（2）汚染された場合は直ちに流水で十分な洗浄をする（10分程度）．
（3）手指の場合は1％次亜塩素酸ソーダで消毒後，消毒用アルコールで清拭．

● B 型肝炎ウイルス汚染事故に対する対策

① HBs 抗原陽性患者の診療中，感染の危険性のある刺傷事故などが発生した場合，抗 HBs ヒト免疫グロブリンの投与（事故後48時間以内で，できるだけ早い時期）．
② HBe 抗原陽性患者の血液により汚染した場合には，上記(3)に加え HB ワクチン投与，HBs 抗原・抗体検査は1, 3, 6カ月後に実施．

● C 型肝炎ウイルス汚染事故に対する対策

① 特異的予防法はなく，2〜4週間ごと

COLUMN
足もと対策は？

ストッキングやソックスは診療時に取り替えますか？

最近の世相として，通勤時にはストッキングを着用しないのがオシャレみたいです．夏は生足でミュール，冬はハイソックスにブーツ，だから診療時にはストッキングにはき替えるというのが現状です．ストッキングやソックスは，ユニフォーム同様，意外と汚染されています．診療中着用したものは，終了時に替えることが自分自身への感染予防には最低限必要です．また，針や刃物，器具などを落としたときの医療事故を予防し，自分の身を守るためには，つま先の覆われたタイプの靴を履くことをお勧めします．

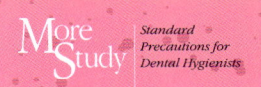

の肝機能検査．
② HCV抗体の定期検査(3, 6, 12カ月後)を行う．
③ 場合によってはインターフェロン投与．
④ その他はB型肝炎に準ずる．

● **HIV汚染事故に対する対策**
① 汚染された場合は直ちに流水で十分な洗浄をする．
② 手指の場合は1％次亜塩素酸ソーダで清拭後，消毒用アルコールにて清拭．
③ 抗HIV剤の投与．

● **MRSA接触感染に対する対策**
① 消毒薬の適正な使用．
② 正しい手洗い，グローブ装着．
③ 医療器具の滅菌の徹底．
④ 環境の清浄化．
⑤ 手術後患者，易感染性患者*に予防目的で第3世代セフェム系抗生剤を投与しない．

＊易感染性患者：糖尿病患者などでは好中球の機能減退があり，感染しやすい身体になっている

COLUMN
寒さ対策のカーディガンは汚い？

半袖のユニフォームって，冷房や冬の寒さには耐えられない場合が多いですよね．寒さ対策として，カーディガンを着用している光景をよく目にします．しかし，実はカーディガンは細菌の温床です！　頻繁にユニフォームを交換している人でも，カーディガンの洗濯回数となると極端に少なくなるようです．毎週交換なんて人はまれです．ひと月に1回なんて珍しくありません．ひどい場合には1シーズン着用なんて場合もみられます．防寒のために着用しているカーディガンも，手洗いのために袖口をまくりあげるなら，ユニフォーム同様の交換が必要です．感染予防の観点から考えると，カーディガンではなく，予防衣の着用が望まれます．

COLUMN
髪の毛ってどうするの？

前髪が目にかかったり，サイドの髪が落ちてきたりすると施術しにくいので，自然にピンやゴムでまとめますよね．ゴムで束ねていても，横を向いたり下を向いたりすれば，束ねた髪でも自分の視野の中に入ってきます．診療中は髪の毛にもユニフォーム同様，血液，体液が飛散しています．感染予防を考えるなら，ディスポーザブルのキャップの着用が望まれます．シャワーキャップ型のものが有効です．

COLUMN
アメリカの院内感染予防対策

　アメリカでは歯科医師免許は歯科医師会が資格試験を行って交付します．アメリカ歯科医師会（ADA）と就業する州の歯科医師会の試験に合格して両方の免許がないと歯科医師として医療行為を行うことはできません．そのためアメリカではADAが歯科医療について大きな権限を持っています．特に歯科医院における感染予防対策については，国の事情から詳細な規定をつくり指導し，その実践を徹底させています．また，多くの大学の歯学部では歯科医師のみならず，歯科衛生士の生涯教育の一環として「感染予防対策」に対する卒後教育のプログラムをつくり，繰り返し4カ月ごとに行っています．筆者が留学していたUCLA歯学部でも"Infection Control & Law with HIPAA"と題し，歯科医師・歯科衛生士・歯科助手を対象にして感染予防を中心としたリスクマネジメントと日々改正が加えられる感染予防に関する規則・法律に則した院内マネジメントをup to dateするための講座が年3回行われていました．日本でも望まれるシステムです．

　アメリカでの感染予防はスタンダードプリコーションというスタンスで日本と同様です．しかし概念にとどまっているところが多い日本に比べ，多国籍民族で構成され海外からの人の出入りの多い国柄から，HBV・HCVのみならずHIV感染の潜在患者が多いため，医療を提供する側も受ける側もそれに対する関心は極めて高いのです．特に歯科処置はこれら感染症に対してハイリスクであることは患者側が強く認識しているため，各診療所における感染予防対策はどこも徹底していて，わが国の見習うべき点が多くあります．

　歯科器具・器械の消毒・滅菌方法は本文中で紹介したものと同様です．器材は根管治療，埋伏歯抜歯，形成・印象など処置ごとに必要な器材をすべてまとめて梱包しておくことで，器材を集める手間と診療中に不要な個所へ接触することを極力回避するようにしています．

　診療のための身なり，歯科ユニット自体に関する感染予防対策には大分違いがあります．服装は診療室内ではスクラブとよんでいる日本でいう手術衣が基本です．診療する際には術者・介助者ともにその上に必ずディスポーザブルの術衣を着ます．マスク・ゴーグルまたはフェイスガードを装着して，ゴムグローブをつけて診療に臨みます．診療ユニットを離れる際にはゴムグローブを必ず外すことは，張り紙なども行いスタッフを喚起し徹底されています．また，患者も診療の際にはゴーグルを着用させ，目を器材と薬液などから保護しています．歯科ユニットは，背板・ヘッドレスト・アームレストなど患者が触れる面，ライトハンドル・診療台・タービンやエンジンのホースなど唾液や血液で汚染が予測される部分はすべてビニール・プラスチックシート・ラップで被覆します．また金属で滅菌できるものでも，スリーウェイシリンジの噴射管・バキュームチップなど直接口腔内に触れるものはディスポーザブルを用いる診療所が増えています．一人の患者の診療が終わったら，それらはすべて交換しユニットに消毒用エタノールまたは2％グルタラールを噴霧・清拭し，再び同様の準備を行います．

　これらのことを日本の一般の歯科診療所で行うにはいささかコストの点で問題があるのが実情です．けれども，患者の医療に対する意識ならびに医療安全に対する社会的ニーズが高まっていることを鑑みて，わが国においてもできる限りの対応をすべきです．

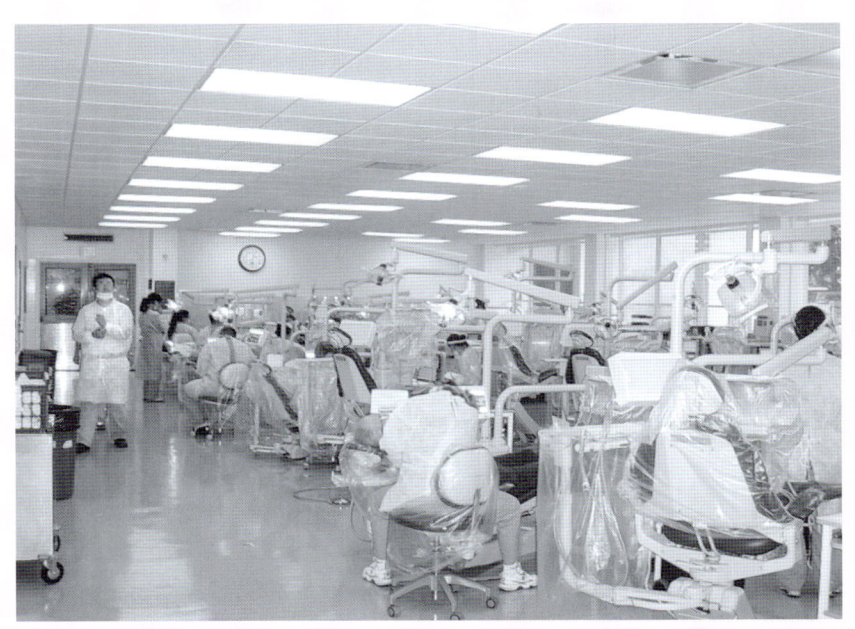

アメリカの歯科医療現場

> ### COLUMN
> ### デング熱（dengue fever）
> 　天狗熱だと思っていたという人が少なくないそうです．デングウイルスに感染して起こる急性の熱性感染症で，潜伏期間は2～15日くらいです．蚊（ネッタイシマカ）の体内でウイルスが増殖し，その蚊に刺されることで感染します．熱帯・亜熱帯全域での流行し，日本に近いところでは台湾です．
> 　予防法は，刺されないように長袖シャツを着るなどの自己防衛です．

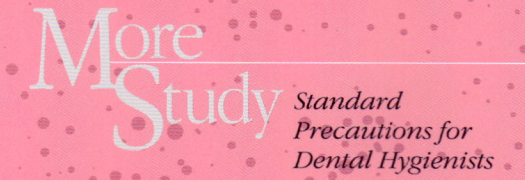

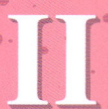

More Study
Standard Precautions for Dental Hygienists

II 口腔感染症

体の外から病原体が入り込んで増えることによって起こる病気が感染症である．感染症には，コレラ，インフルエンザ，SARSのように広く知られている疾患から，齲蝕や歯周病のように一般には感染症とは考えられていない疾患も含まれている．感染症には，インフルエンザやO-157のように外来細菌の感染がそのまま発症に結びつくものと，カンジダのように病原体が感染しただけでは発症せず，発症には宿主の免疫力の低下が関わる疾患もある．かなりの数の感染症が，ワクチンなどの予防手段の発達と抗菌剤の発達により克服されてきた．しかしまだ，多数の感染症が予防手段のないまま残されている．

一般歯科では，①死に至るような疾患を取り扱わない，②治療中の感染によってスタッフや患者が重篤な感染症になったという話を聞かない，などの点から感染に対してはそんなに注意を払わなくても大丈夫と楽観的に考えられる傾向がある．しかし，歯科医療従事者は治療のプロセスで種々の感染症の危険に遭遇している．

病原体とは？

病原微生物には真菌，細菌，ウイルスなどがある．カンジダが属する真菌はカビの仲間である．カビの細胞はヒトと同じタイプの細胞（真核細胞）に属し，その構造がヒトの細胞と類似している．化膿レンサ球菌や黄色ブドウ球菌の属する細菌は，ヒトと比べて原始的なタイプの細胞（原核細胞）に属している．インフルエンザや肝炎の病

原体が属するウイルスは，カプシドという殻とその中に含まれる核酸のみの粒子からなる病原体である．真菌や細菌は十分な構造を持っているので自分で分裂して増えるが，ウイルスは殻と核酸だけなのでそれ自体では増殖することはできない．そのサイズは細菌より小さく，ろ過滅菌によって除去できない．ウイルスは，標的とする細胞に付着して核酸を中に送り込み，その細胞のシステムを利用して自分を複製する．さらに小さい病原体としてはプリオンがある．プリオンは単なるタンパクであるが，その摂取により脳に変性を引き起こす．

これらの病原体のうちウイルス性疾患は，その病原体が血液や唾液に認められることが多く，口腔に症状のない疾患でもウイルスが口腔内に遊離されてくる．このため予防処置を行うだけでも多数の疾患に感染する危険に曝されることになる．抗菌剤によって種々の感染症が制圧されているが，ウイルスのようにヒトの細胞のシステムを使うものや，真菌のようにヒトの細胞と同じタイプの病原体に対する抗菌剤は，数が少なく，抗菌剤による治療が難しいものが多い．

危険なものは？

歯科治療時で感染源になるのは唾液と血液である．血液は，歯周病や歯科処置に由来する．口腔内には700種に及ぶ細菌が存在し，それぞれが共生・拮抗しながら複雑な細菌叢を形成している．唾液中の菌は，粘膜から遊離されてくる菌と，歯の表面に

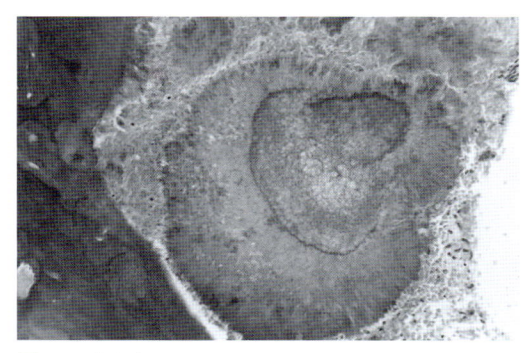

図1 バイオフィルム

形成されているバイオフィルム（デンタルプラーク）から遊離されてくる菌が主なものである（図1）．

唾液にはウイルスもいる．ウイルスはヒトの細胞に寄生し，複製後血液などの体液に遊離される．遊離されたウイルス粒子は，歯科処置時に唾液や血液とともに飛散するためウイルス疾患に感染している患者を治療するときは，ウイルスを浴びながら処置をしていることになる．インフルエンザウイルスのような飛沫感染を起こすウィルスでは，それを吸い込むだけで感染を起こす．また，肝炎，エイズ（AIDS）などのウイルスは，ウイルスを含んだ体液が皮膚についた程度では感染しないが，皮膚に傷があったり，針刺し事故などによって体液が体内に入った場合，感染してしまう．臨床現場で感染症から身を守るためには，これら体液に接触しないように防御をする必要がある．

感染するのはどんな病気？

口腔に病変を形成するものとしては，細菌感染症では齲蝕，歯周病，顎放線菌症，

結核，梅毒などがある．さらに常在菌であってもプラークから遊離した菌は心血管系疾患，糖尿病，誤嚥性肺炎などの全身疾患に影響を与えることも示され始めている（図2）．ウイルス性疾患では，神経節にひそみ体調の変化とともに口唇に水疱を形成する単純ヘルペス，水疱瘡や帯状疱疹を起こす水痘・帯状疱疹ヘルペスウイルスがある．手足口病はコクサッキーウイルス感染によって起こり，手，足，口腔粘膜に発疹が形成される．

口腔に病変が認められる疾患以外にも，唾液を介して感染する感染症は非常に多数存在する．エイズの病原体であるヒト免疫不全ウイルス（HIV），B型肝炎ウイルス（HBV），C型肝炎ウイルス（HCV）など多数のウイルスは，感染者の唾液・血液中に出てくる．さらにエイズでは免疫が低下するため，口腔にカンジダが増殖し口腔カンジダ症を引き起こすことがある．

臨床の現場では，感染防御を徹底することによってこれらの病原体から身を守り，さらに医療従事者が患者から患者に感染を広げるのを防ぐ必要がある．そのためには，後述するようにグローブ，ゴーグルなどによって体液との接触を避けると同時に，病原体に適した消毒・滅菌法を用いて，体液により汚染された器具を処理する必要がある．

COLUMN
細菌はいつも生体内に入る門戸を探している!?

感染門戸は上皮のないところです．え？そんなところ身体にあるの？と思うかもしれません．最も有名な場所は歯周ポケットです．

さて，上皮は体表面を覆い，一カ所として途切れるところはありません．目は角膜が覆い，口は粘膜が覆っています．歯も発生時に形成されたエナメル質・付着上皮により途切れてはいません．けれども，歯周病に代表される炎症は，この途切れない上皮の断裂，つまり細菌への門戸開放が問題になる病変なのです．一般的に，上皮の弱点は，上皮の名称の変わるところです．エナメル質（鉱質化上皮）・付着上皮（扁平上皮），食道（重層扁平上皮）・胃（粘膜上皮），肛門（重層扁平上皮），子宮頸部（扁平上皮）・子宮内膜（内膜腺上皮），などです．

もちろん，創傷部は言わずと知れたつくられた感染門戸です．それゆえ縫合が必要で，また治癒は上皮に覆われることが必要条件なのです．

このように考えれば，感染門戸になりやすい場所には特別な注意を要することがわかります．つまりプラークを除去するために歯を磨き，付着するウイルスや細菌を除去するために含嗽するのです．

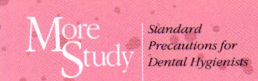

口腔内からプラークが遊離した菌が全身疾患に与える影響（図2）

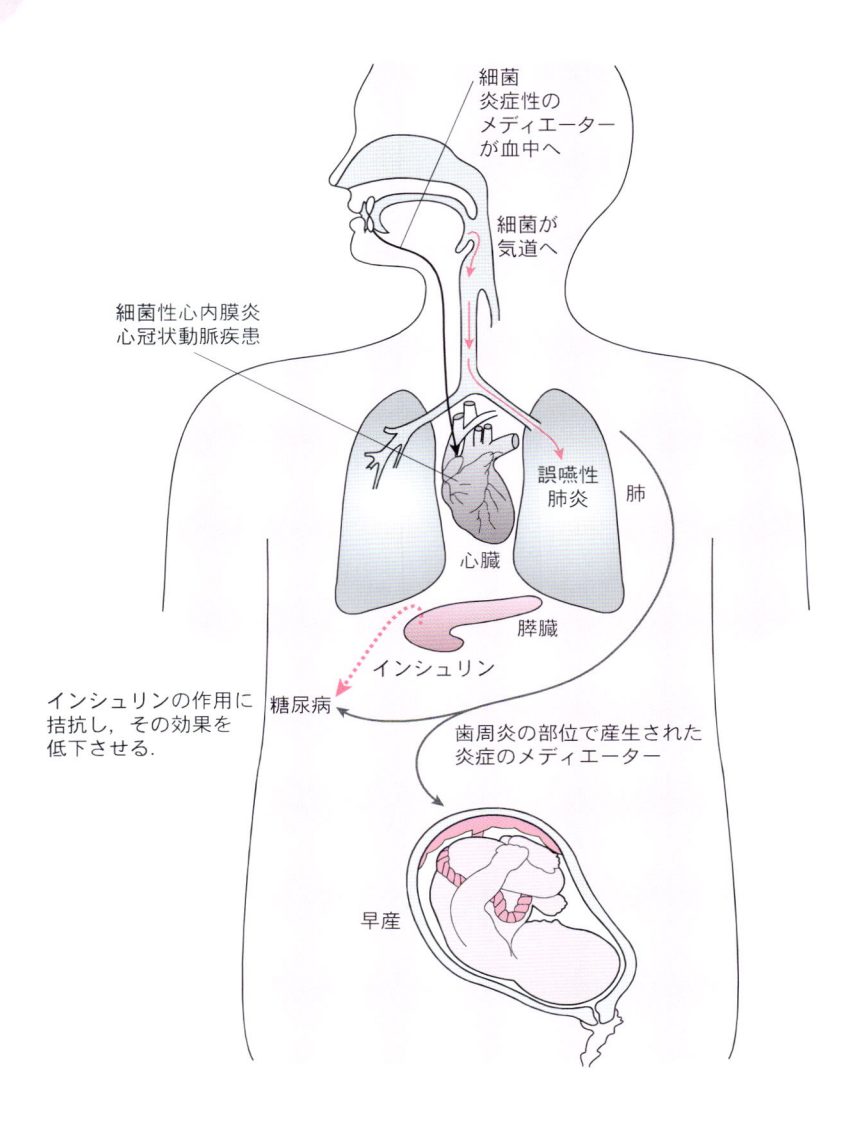

図中ラベル：
- 細菌 炎症性のメディエーターが血中へ
- 細菌が気道へ
- 細菌性心内膜炎 心冠状動脈疾患
- 誤嚥性肺炎
- 肺
- 心臓
- 膵臓
- インスリン
- インスリンの作用に拮抗し，その効果を低下させる．
- 糖尿病
- 歯周炎の部位で産生された炎症のメディエーター
- 早産

POINT　ポイント

患者さんと話すときの注意点は？
（感染予防面から）

　自分の唾液が患者さんに飛ばないよう，また患者さんからの飛沫にも注意をしましょう．マスクをつけるべきですが，コミュニケーションをとるには少々問題があります．治療行為が始まったら，マスクをつけましょう．

More Study

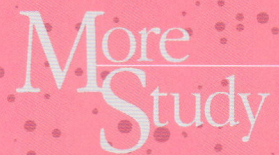

Standard Precautions for Dental Hygienists

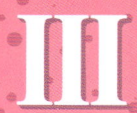

III 口腔内の術野の消毒と口腔外の術野の消毒

口腔の特殊性

　口腔内は適度な湿度，唾液による湿潤性，食物残渣の停滞などのため，微生物の発育に最も適した環境である．また齲蝕や慢性辺縁性歯周炎などのような慢性病変が存在することが多い．このため，口腔内を完全に消毒する方法はまだ確立されていない．したがって，**口腔内の消毒操作は，微生物の数を減少させるにすぎない**．

　しかし，口腔内の創傷は比較的治癒しやすく，感染を来すこともわりあいに少ない．その理由としては，①口腔内は角化の強い重層扁平上皮で被覆されている，②口腔粘膜は血管に富んでいる，③唾液による自浄作用がある，④唾液中にリゾチーム，尿素，アンモニア，ロダンなどのような殺菌物質がある，⑤口腔内常在菌の拮抗現象がある，といった事項があげられる．

口腔内の術野の消毒

●術前

　①　スケーリング，ブラッシングによるデンタルプラーク・歯石の機械的除去．
　②　含嗽剤による洗口を行い血流中への口腔内細菌の移行を低減する．
　③　やや大きな手術を行うときには，あらかじめ残根の抜去や齲歯治療および歯周治療を行っておく．

●手術直前

　消毒剤による術野の消毒：5％ポビドンヨード，5,000倍希釈アクリノール，4倍希釈ヨードチンキ，1～2％オキシドールな

ど．

口腔外の術野の消毒
●Grossich 法（原法）
① 手術の1〜2時間前に乾いた皮膚を剃毛する．
② 1％ヨードベンジンで拭掃し皮脂をとる．
③ 5％ヨードチンキを手術野の中心部から外方へ円弧を描くように広く塗布し，乾燥後2回目の塗布を行う．
④ さらに乾燥の後70％アルコールで拭去しヨードチンキの着色を除く．
⑤ 消毒を終えたならば，消毒をしない部分を滅菌布で覆って手術野だけを露出させる．

- ヨードチンキは組織深達作用があり，しかも殺菌力が強いが，皮膚炎を起こしやすい．
- 脱脂綿にベンジン，エーテル，エーテルアルコール（1：1）を用い，5％皮膚用ヨードチンキを塗布する変法もある．

●ポビドンヨードを用いる方法
① 10％ポビドンヨードを，Grossich法に準じ手術野の中心部から外方へ円弧を描くように広く塗布する．
② 0.5％クロルヘキシジンアルコール（ヒビテンアルコール）溶液で拭掃する．
③ さらに2回目の10％ポビドンヨード，0.5％クロルヘキシジンアルコールによる拭掃を行う．

COLUMN
エプロンの替えどきは？

ある調査では，ディスポーザブルエプロンを使用している割合は約半数でした．ディスポーザブルエプロンを使用していない診療所では，毎日交換すると2〜3日ごとに交換するという回答の割合が同じでした．週に1回程度，月に1回程度という回答もみられました．診療時は，エプロンの上にも血液や体液などが飛散し汚染されています．診療中，エプロンの上に器材を載せる光景もみられます．不潔になったエプロンの使い回しは，患者さんへの感染予防を考えていません．患者さんが安全で安心して治療が受けられるような配慮が必要です．もちろん，患者さんごとに交換することが望まれます．

COLUMN
局所麻酔薬カートリッジを再使用すると罰せられる!?

局所麻酔薬カートリッジの使用時に注射針を通じて患者さんの体液が逆流することは，もはや常識です．1本の局所麻酔薬カートリッジを2人以上の患者に使用することは絶対に行ってはいけません．もし，カートリッジの再使用によって患者さんが院内感染を起こしたら，その歯科医師には刑法罰（業務上過失傷害罪），民法罰（損害賠償請求），行政罰（歯科医業停止）などの罰が確実に与えられることになるでしょう．

④　最後にポビドンヨードの脱色のため，ハイポアルコールで拭去し乾燥させる．

最近では滅菌布の代わりに，あらかじめ滅菌されたディスポーザブルの紙製のものや，ポリビニール製の手術野被覆用のサージカルドレープが用いられる．

口腔外科領域ではまれであるが，より厳重な消毒が要求される場合（開心術，開頭術，人工関節置換術など）には，7.5％ポビドンヨード（商品名：手術用イソジン）や4％クロルヘキシジン（商品名：ヒビスクラブ）で術野の皮膚をブラッシングした後，通常の消毒を行う．

（東京歯科大学千葉病院：感染予防対策マニュアルより）

COLUMN
処置前の口腔内の消毒は？

ある調査で処置前に薬液による含嗽をしているという回答は，約2割でした．観血処置前にのみ実施しているとの回答も数名みられました．処置前の薬液による含嗽や清拭は，口腔内の細菌数を減少させ処置中の私たちの安全性を高くするだけでなく，処置後の感染予防にも効果的です．患者さんの安全性を高くするうえでも，処置前の薬液による含嗽や消毒を励行したいものです．

POINT　ポイント

局所麻酔薬カートリッジの消毒

局所麻酔薬カートリッジは，加熱すると破損するため，高圧蒸気滅菌（オートクレーブ）や煮沸消毒はできません．消毒薬に浸しておくと，ゴムを通して消毒薬がカートリッジ内に侵入するので，薬液消毒（エチレンオキサイドガスを含む）もできません．紫外線保管庫に保管しておくと，カートリッジ内の血管収縮薬エピネフリンが破壊される（その他の成分は問題なし）ので，紫外線消毒もできません．

そのため，使用直前にカートリッジ表面を70％エチルアルコールで清拭するにとどめます．

IV 歯科器具・器械の滅菌と消毒

More Study Standard Precautions for Dental Hygienists

歯科医療の現場では，小さい術野で硬組織・軟組織を扱い，またいろいろな材質の器具や材料が存在するという特殊性から，滅菌するもの・消毒するもの・いずれも必要がないものが混在している．しかも，それらは患者さんを診療するたびに唾液や血液に汚染される．したがって滅菌と消毒の概念を正しく理解し，器具・器械がどのような汚染状況かを把握し，それらに合った滅菌・消毒・洗浄法を選択しなければならない．また，それらを行う際には効果のみならず安全性・経済効率をも考慮する必要がある．消毒・滅菌法は，歯科衛生士の皆さんに，歯科のみならず医療従事者の一種の作法としてしっかり身につけなくてはならない．

滅菌・消毒・洗浄・除菌の違いは？

①滅菌
　すべての微生物を化学的（エチレンオキサイドガス）・物理的（オートクレーブ）手段で殺滅するか，完全に除去し無菌状態とすること．

②消毒
　人畜に有害な微生物または目的とする微生物だけを化学的（消毒剤）・物理的（煮沸）手段で殺滅すること．

③洗浄
　流水と洗剤を用いて目に見える汚れを洗い落とすこと．

④除菌
　医薬部外品で使用される用語だが正確な定義はない．現在のところ，"洗剤を使って

汚染物と一緒に細菌も洗い落とすこと"，が妥当で洗浄とほぼ同義と考えてよい．

滅菌を行うには，効果が確実で残留性のないオートクレーブによる高圧蒸気滅菌が第一である．エチレンオキサイドガスによる滅菌は，プラスチックやゴム製品に適しているが，発癌などの環境問題で使用されなくなっている．材質などで熱処理が不可能な場合は消毒薬を使用する．消毒薬の成分として，わが国で医療用医薬品として認可されているのは8種類である．この消毒薬は使用濃度・時間・温度（消毒の3要素）によって効果に著しい違いが生じるので，必要な器具に正しい使用方法で適応し，副作用ならびに経済性にも留意しつつ使用する必要がある．

診療室における器具・器械の一般的な消毒・滅菌の流れ

診療に使用した器具は原則としてまず水洗を行う．これを省いて消毒・滅菌作業を進めると，多くの場合血液がタンパク凝固によって落ちにくくなる．洗浄は確実な滅菌効果を得るための大事な過程である．深めの洗い桶に水をためて器材を浸漬し，水を流した状態の溜め水の中で洗浄する．必要があればブラシを使用するが流水の直下では行わない．流水中での十分な洗浄は血液成分が分解され，付着していた細菌やウイルスの濃度も薄められるので消毒に近い効果が期待できる．ただし針刺し事故等に十分気をつける．必要に応じて超音波洗浄器による洗浄を行う．

洗浄にはタンパク除去作用のある医療用の洗浄剤を用いる．洗浄後は水洗によって消毒薬を洗い流し乾燥させた後，仕分けして滅菌パックにつめ，オートクレーブにかける．刃部があったり，尖っている器材は先端の保護と事故防止のためワッテで当該部分を包んでおくとよい．オートクレーブにかけられない器具は他の消毒・滅菌法を用いる．一般の歯科診療所では，薬液消毒を行うことになる．消毒薬は中・高水準の薬液を用いる．

歯科衛生士が遭遇する感染にかかわる事故は，これら洗浄から滅菌に至る過程で発生することが最も多い．特に洗浄器から器具を取り出す際，あるいは仕分け作業中にピンセット，探針，スケーラーなどの尖った器材で指を傷つけてしまうという事故で

COLUMN
カートリッジ用注射器の再使用

グローブをした手で引き出しを開け，中から滅菌されていないカートリッジ用注射器を取り出して局所麻酔薬カートリッジを装填し，浸潤麻酔を行う……残念ながら，ありふれた光景です．そもそも，診療中にグローブをした状態で引き出しを開けることが問題なのですが，それを差し置いたとしても，浸潤麻酔や伝達麻酔は必ず出血を伴う操作で，血液や唾液によって注射器は確実に汚染されます．注射器は1回の使用ごとに必ず滅菌するべきです．

ある．したがって，これらの作業にあたっては通常のゴムグローブはもちろんだが，厚手の洗浄用のゴムグローブとビニールエプロン，マスク，ゴーグルを装着すべきである．

感染症を持つ患者さんに使用した器材は？

原則として滅菌できないものは可能な限りディスポーザブル製品を使用する．診療後は，廃棄できるものは他の廃棄物と区別がつく袋（赤い色が付いたビニール袋など）に捨てる．

使用した器材は流水で約5分間以上洗浄した後乾燥させ，オートクレーブにかけられるものは，通常どおりに滅菌パックに詰めてオートクレーブで滅菌する．オートクレーブにかけられないものは高水準消毒液による消毒を行う．グルタラールは金属の腐食作用があるので，その後の十分な水洗が必要である．また，グルタラールなどの刺激性がある消毒薬を使用する場合には，通常の洗浄時に装着するグローブ・エプロンに加えマスク・ゴーグルなどで顔面を保護し，換気を十分に行う．最近では刺激性の少ないフタラールの使用が推奨されている．血液・体液の汚染のない低感染リスクの器材はアルコールによる清拭で十分である．

以上をまとめて図3～6に示す．

POINT ポイント

材質によって器具の消毒法を変えている？

金属，ラバーなどさまざまな材質の器具があります．可燃性，耐熱性，危険物など，器具の特性に合わせて消毒法を選びましょう．

モニター機器の消毒

通常の使用法であれば，モニター機器は患者の皮膚には接しますが，体液には接触しないはずです．したがって，モニター機器が感染源となる可能性はほぼないといってよいでしょう．血液や唾液の飛沫による汚染の可能性が高い場合に限って機器をビニールで覆えばよいのです．

血液・体液での汚染を認めた時は，1％次亜塩素酸ナトリウム溶液（ピューラックス®またはヤクラックスD®），あるいはアルコール綿で汚染部分を清拭します．

スピットンの掃除は？

ここも患者さんの排泄物が入り，多くの感染物質が浮遊している可能性があります．確実に消毒する必要があります．中水準の消毒薬による洗浄が推奨されます．

歯科治療の器材の滅菌・消毒の原則（図3）

- 使用した器材・器具でユニットから取り外せるものはすべて患者毎に取り替える．
- 口腔内に挿入した器材・器具類はすべて患者毎に取り替える．
- 耐熱性のあるものは原則としてオートクレーブを用いて滅菌する．
- ディスポーザブル製品があるものは，できる限り使用する．

診療用器具の感染管理区分（図4）

分類	定義	歯科用器具・製品
高感染リスク	・軟組織内への穿通による汚染 ・骨との接触 ・動静脈血流との接触 ・通常は無菌状態の組織との接触	・外科用器具 ・スケーラー ・手術用メス ・歯科用バー
準高感染リスク	・口腔粘膜との接触 ・創傷のある皮膚との接触 ・軟組織内穿通，骨との接触，血流との接触，無菌状態組織との接触がない	・歯科用口腔内ミラー ・再利用可能な印象用トレー ・タービン ・ハンドピース
低感染リスク	・健常皮膚（創傷のない皮膚）との接触	・エックス線のヘッド・コーン ・フェイスボウ ・血圧計，聴診器 ・パルスオキシメーター

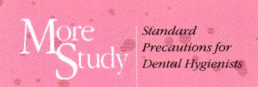

器材の消毒・滅菌方法（図5）

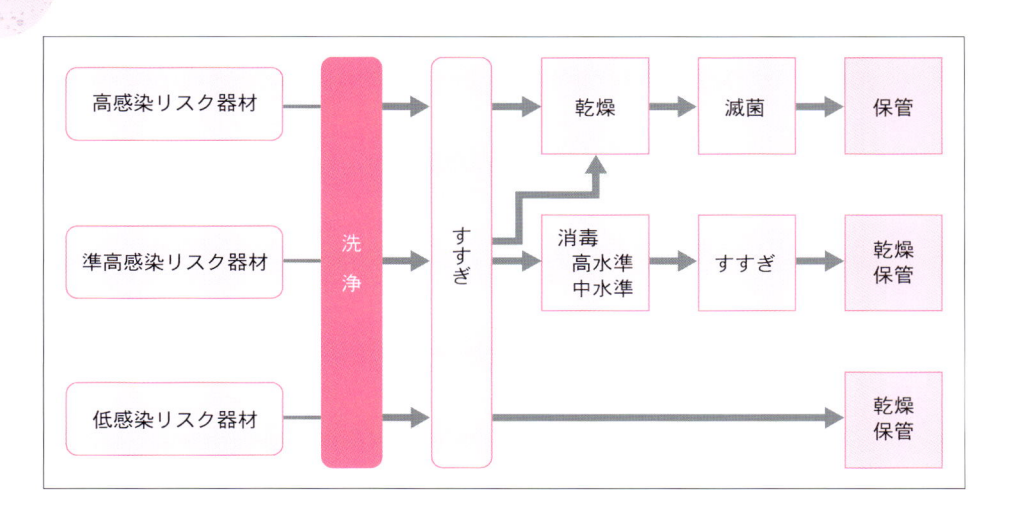

高感染リスク器材 → 洗浄 → すすぎ → 乾燥 → 滅菌 → 保管

準高感染リスク器材 → 洗浄 → すすぎ → 消毒 高水準・中水準 → すすぎ → 乾燥 保管（または 乾燥へ）

低感染リスク器材 → 洗浄 → すすぎ → 乾燥 保管

消毒薬の水準と対象微生物（図6）

	分類	グラム陽性菌	グラム陰性菌	真菌	結核菌	ウイルス エンベロープ有	ウイルス エンベロープ無	HIV（エンベロープ有）	HBV（エンベロープ有）	芽胞
高水準	グルタラール	○	○	○	○	○	○	○	○	○
	フタラール	○	○	○	○	○	○	○	○	○
	過酢酸	○	○	○	○	○	○	○	○	○
中水準	次亜塩素酸ナトリウム	○	○	○	△	○	○	○	○	△
	ポビドンヨード	○	○	○	○	○	○	○	△	△
	エタノール	○	○	△	○	○	△	○	×	×
低水準	クロルヘキシジングルコン酸塩	○	○	△	×	△	×	×	×	×
	ベンザルコニウム塩化物	○	○	△	×	△	×	×	×	×
	ベンゼトニウム塩化物	○	○	△	×	△	×	×	×	×
	アルキルジアミノエチルグリシン塩酸塩	○	○	△	△	×	×	×	×	×

○：有効，△：十分な効果を得られない場合がある，×：無効

More Study
Standard Precautions for Dental Hygienists

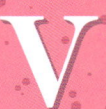

V 消毒法指針

院内の消毒法で大切なことは，確実に目的の清潔度を得ること，目的に応じた方法を選ぶことである．歯科口腔領域の治療は常に汚染物としての唾液に接触することを留意して消毒にあたらなければならない．

また，歯科診療器具や材料は極めて多種類であるが，それぞれの例に準じて分類可能なのでその消毒法は使用器材の分類による具体的消毒方法を参考にしていただきたい．

消毒薬の使い方

消毒薬は，使用条件によって殺菌力そのものにかなりの差を生じることが知られている．消毒剤の使用にあたっては以下の事項に留意する必要がある．

●使用濃度

安定した殺菌効果を得るためには，使用濃度を正確に守る必要があり，消毒終了時点において有効濃度を確保しなければならない．

消毒剤の希釈調製は，計量器を使い，正確に行う．

●希釈・保存

消毒薬の希釈には，精製水（注射用水）を使用することが望ましいが，水道水を使用する場合には，水道水中の微生物汚染の可能性があるため，希釈後24時間以内に使用する．

また用時調製が原則であるが，やむを得ず調製後に保存するときは以下の期間とす

る．
（1）ピューラックス®，ヤクラックスD®：希釈後8時間以内
（2）2％ステリハイドL®液，20％ハイドリット®液：希釈後7日以内

● **作用時間**

消毒薬がその効力を発揮するためには微生物とのある一定の接触時間が必要である．

● **作用温度**

殺菌効力は作用温度によって変動するものであり，消毒薬は通常20℃以上で使用する．消毒温度が5℃以下になると殺菌効力はほとんど期待できなくなるので注意する．

● **有機物の存在**

有機物は消毒薬を吸着して効力を低下させるので，分泌物，血液などはあらかじめ拭き取ってから消毒を行うことが必要である．

● **容器の清潔度**

消毒容器は2％グルタラール液（2％ステリハイドL®液，または20％ハイドリット®液）で定期的に消毒する．

また，殺菌力の弱い消毒薬（塩化ベンザルコニウム液，ヒビテン®液など）は，つぎ足しにより消毒薬が汚染される可能性があるため，つぎ足し使用は行わない．

消毒薬の調製法（表1）

一般名	濃度	薬品名	調製法
グルタラール剤	2％	2％ステリハイドL®	本液に用時，緩衝剤を加えて調製
		20％ハイドリット®	本液250 mlに注射用水2,250 mlを加えて希釈し，緩衝剤75 mlを混和
次亜塩素酸ナトリウム剤	0.1％（1,000 ppm）	6％ピューラックス®	本液10 mlに注射用水600 mlを加えて希釈
	0.5％（5,000 ppm）	6％ピューラックス®	本液50 mlに注射用水600 mlを加えて希釈
	1％（10,000 ppm）	6％ピューラックス®	本液100 mlに注射用水600 mlを加えて希釈
		ヤクラックスD®	本液をそのまま使用（針刺し事故等）
ポリビニールアルコールヨウ素剤		P・Aヨード液（ヨウ素として2％）	本液を注射用水または生食注で4〜8倍に希釈

VI 滅菌法の分類

More Study　Standard Precautions for Dental Hygienists

　無菌とは，すべての微生物が存在しないことであり，無菌性を達成するためにすべての微生物を殺滅または除去するプロセスを滅菌と定義している．

主な滅菌法の種類

● 加熱法
（1）高圧蒸気法
（2）乾熱法

● 照射法
（1）放射線法
（2）高周波法

● ガス法
（1）酸化エチレンガス法
（2）過酸化水素ガスプラズマ法

● ろ過法

高圧蒸気滅菌

　高圧蒸気滅菌装置（オートクレーブ）のチャンバー内にて，適当な温度と圧力の飽和水蒸気中で加熱することにより微生物を殺滅する．

　一般的な高圧蒸気滅菌法の場合，蒸気を送り込み加圧すると，高温の飽和水蒸気が被滅菌物と接触して大量の潜熱（＝水が同じ温度の蒸気になるための熱量）を放出して急激に加熱し，発生した水分がタンパク凝固を促進して微生物を死滅させる．

　日常的には115～118℃・30分間，121～124℃・15分間，126～129℃・10分間など

が推奨されている．

【適応】

　主としてガラス製品，磁製，金属製，ゴム製，紙製もしくは繊維製の物品，水，培地，試薬・試液または液状の医薬品などで，高温高圧水蒸気に耐えられるものに用いる．

【長所】

　本法は短時間で確実な滅菌が可能であり，病院内で行うことができる滅菌法の中では最も信頼性が高い．

① 温度上昇が速やかで浸透性に富むため，繊維製品の深部まで殺菌効果が及ぶ．
② 芽胞に対しても効果が確実である．
③ 残留毒性がなく作業者に安全である．
④ 経済的である．

【短所】

① 湿熱による熱変質の問題がある（非耐熱性の医療器具が増加し，内視鏡，ビデオカメラ，麻酔関連器材など熱を利用した滅菌が困難なものが増えている）．
② 空気排除を完全に行わないと滅菌不全を起こす．
③ 油や粉末の滅菌には適さない．
④ 水が存在しない状態で飽和蒸気を過熱すると，圧力はそのままで温度のみが上昇する過熱蒸気となり，殺菌効果が低下する．

乾熱滅菌

　加熱乾燥気体で加熱することにより微生物を殺滅する．

【適応】

　主としてガラス製品，磁製，金属製または繊維製の物品，鉱油，脂肪油，試薬または固形の医薬品などで，乾燥高熱に耐えられるものに用いる．大気圧下における直接加熱の場合の条件は，160～170℃・2時間，170～180℃・1時間，180～190℃・30分間であり，基本的な条件は180℃・1時間以上とする（ただし，密封容器に入れた医薬品の水溶液などで高温に耐えられるものでは，134～138℃・3分間以上乾熱滅菌する方法がある）．

【短所】

　同一温度で比較すると，乾燥状態において菌体タンパクが凝固を起こしにくいことから，本法は湿熱の場合に比較して殺菌力は劣るといわれている．

酸化エチレンガス滅菌

　酸化エチレンガス（EOG）により微生物を構成するタンパク質のアルキル化（alkylation）を起こして死滅させる．

【適応】

　すべての微生物に有効であり，比較的低い温度でできるため，低温滅菌（冷滅菌）として耐熱性のない医療用器材の滅菌に広く利用できる．耐熱性や耐湿性の低いカテーテル類，内視鏡，麻酔関連器材，カメラ，腹腔鏡手術器械などが適応となる．滅菌条件は37～60℃，湿度50～60％，EOG濃度450～1,000 mg/lで，滅菌時間は2～4時間である．滅菌終了後は空気置換（エアレーション）のため，専用のエアレーター内で

50℃程度の低温で12時間，60℃なら8時間のエアレーションを行う．室温に放置した場合には7日間を要する．

【長所】
① 低温で滅菌できるため，加熱による材質の変化がなく，プラスチックス材などの非耐熱性の用具の滅菌にはなくてはならない方式をとっている．
② 装置が比較的簡単である．
③ EOGには高い浸透性があり，包装・シールをしてもそのまま滅菌できる．

【短所】
① 滅菌時間が長い．
② EOGは残留毒性の強いガスであり，ガスに直接曝露しないよう十分な注意が必要（塩化ビニールには長期間残留しやすい）．
③ カメラのレンズに使用されている接着剤が低温でも変性して，レンズの固定性を低下させることがある．

【注意点】
EOGは常温でもエーテル臭を呈する無色の気体で，液体状でも気体でも可燃性であり，空気と混合（0.4％以上の範囲）すると爆発性となる．かつてはフレオン-12，フレオン-11などと混合して使用されていたが，フレオンは紫外線により分解されて塩素原子を放出するため，成層圏のオゾンを破壊して地表への紫外線の到達量を増加させることが分かった．そのため，近年ではフレオン混合から炭酸ガス混合のものに変更された．

皮膚や粘膜に対して刺激性があり，皮膚に触れると薬傷を生じる．吸入すると頭痛，めまい，嘔気，失神，呼吸困難などの症状を呈するほか，発癌性，催奇形性についても厳重な注意が必要である．

ろ過滅菌および超ろ過法

適当なろ過装置を用いて，微生物をろ過する．

【適応】
主として気体，水，可溶性で熱に不安定な物質を含有する培地，試液または液状の医薬品などに用いる．滅菌用フィルターには口径 $0.22\mu m$ 以下のフィルターが用いられるが，$0.45\mu m$ 以下のフィルターの使用も許容されている．ろ過膜の素材として古くは石綿，ケイソウ土，陶土などを加工したものや，メンブランフィルターまたは磁性フィルターなどが用いられてきたが，最近ではセルロースや高分子膜，さらには中空糸膜を使用したモジュール（ろ過膜を耐圧性の容器内に設置したもので，配管を接続しさえすればろ過膜ができる装置）により，安全性の高い水の滅菌法として定着してきた．

【超ろ過法】
逆浸透法，および限外ろ過法を用いる水の精製法を超ろ過法という．なお，水の精製に用いる膜は分子量約6,000以上の物質を除去できなくてはならない．人工透析や血漿交換など応用分野は広い．

●逆浸透（RO：reverse osmosis）法

浸透圧に差のある液体の中間に半透膜を

置くと，水は濃厚溶液側に拡散流入する．この現象を利用して，濃厚溶液側に浸透圧以上の圧をかけると，水のみを浸透圧の低い方に移動させることができる．この原理により低分子物質の除去や，海水の淡水化が可能となった．

● 限外ろ過（UF：ultra filtration）法

分子量5,000以上の分子，コロイド粒子を含んだ溶液のろ過に利用される．RO法に比べて低い圧力で分子量の異なった物質を除去できるため，大量の水が処理できる．そのため，手術時の手洗い用滅菌水製造装置に利用されている．

【注意点】

ろ過口径の大きい膜の場合には，微生物が通過する可能性がある．近年の中空糸膜の開発やセルロース，合成分子膜などによりパイロジェン*フリーのろ過水も得られるようになった．ろ過膜の素材として活性炭，グラスファイバーなどの各種繊維，アスベスト，磁器，シリコンなどを使用した場合には，滅菌水は得られない．

＊パイロジェン（発熱性物質）：多くの細菌の代謝などの副産物の複合多糖類で，細菌が死んでも残っている．水道水に含まれ，通常の高圧蒸気滅菌でも破壊されない．

プラズマ滅菌

高真空の状態で過酸化水素水（H_2O_2）を噴霧し，そこへ高周波やマイクロ波などのエネルギーを付与すると，100％電離したイオンとしての過酸化水素ガスプラズマができる．このプラズマ化により，反応性の高いラジカル（HO・HOO・Hなどイオンになりきれない不安定な状態にある原子・分子）が生成され，このラジカルが微生物を死滅させる．

【適応】

一般細菌，芽胞，真菌，ウイルスを含むすべての微生物を殺滅できる．金属製品，プラスチック製品などが滅菌の対象となる．ただし高真空に耐えられないものや，対象物に水分や空気を含んでいるもの，プラズマが吸着してしまうセルロース類などには使用できない．具体的には，天然素材の布，糸（綿，絹，レーヨンなど），木製品，発泡スチロール，液体，粉体など．

【長所】

① 非耐熱性，非耐湿性の製品の滅菌ができる．
② 金属，プラスチック製品の材質への影響がほとんどない．
③ 滅菌後の残留物，二次生成物質は水

COLUMN

エタノール（ウェルパス®など）の消毒剤はグローブを劣化させる？

長時間では劣化するという報告もありますが，短時間では正確なデータがありません．しかし，もし少しでも劣化させるなら，針刺し事故などリスクが増加するので，グローブの消毒にエタノールは使用しないほうがよいでしょう．

と酸素であり，残留毒性がない．
④　滅菌の処理時間が短く，かつ滅菌物をすぐに使用できる．
⑤　給排水，蒸気，排気などの設備が不要でどこでも設置できる．

【短所】
①　セルロース類は過酸化水素が吸着するため滅菌できない．
②　過酸化水素ガスには浸透性がないため，細長い管腔構造物を滅菌しにくい（専用のブースタを装着）．
③　有機物によって不活性化するため，あらかじめ洗浄を十分に行って水分を確実に除去しておかなければならない．
④　粉体，液体の滅菌ができない．
⑤　内腔が密閉される機器は真空工程で破損する危険性がある．

火炎滅菌

火炎中で加熱することによって微生物を殺滅する．

【適応】
主としてガラス製品，磁製または金属製のものなど，火炎により破損しないものに用いる方法である．細菌検査室や実験室において，白金耳や白金線の滅菌や，細菌培養などで綿栓を取り扱う場合の試験管口の滅菌などに用いられる．病原菌を接種した動物の死体や排泄物などは，焼却炉を使用した火炎法による焼却が最も確実な処理法である．

【注意点】
最も確実な滅菌法であるが，物質の変化を来しやすい．

実験室において白金耳を焼く場合，多量の病原菌や有機物が付着していると急激な熱上昇で菌が飛び散ることがある．還元炎で徐々に加熱しながら酸化炎を通すと安全である．

COLUMN
紫外線消毒の意味

現代社会では，さまざまな分野において化学物質が使用されています．しかし，その化学物質が人体あるいは環境に及ぼす影響は計り知れないものがあります．その点，紫外線殺菌システムは，微生物のDNAを破壊することで細菌を殺滅する"紫外線"の力を活用した，非常に効果的な殺菌方法といわれます．あらゆる菌種に有効で，常温で殺菌でき，耐性菌を作らないなどのメリットがあります．しかし，対象物の劣化の問題はあります．

More Study
Standard Precautions for Dental Hygienists

VII 歯科医療廃棄物の分別

　医療廃棄物は，感染予防および感染拡大防止の意味から適切に処理されなければならない．

　感染性廃棄物とは，HBVおよびHCVのキャリア，HIV抗体陽性患者，梅毒反応陽性患者，MRSA（メチシリン耐性黄色ブドウ球菌）感染患者，結核患者などの患者から排出される体液や手術などによって摘出された臓器・組織，あるいは検査や治療などで使用した注射針，ガーゼ，治療器具等をいう（表2）．

　医療廃棄物は，感染性廃棄物と非感染性廃棄物に分別して廃棄する．医療廃棄物の梱包に用いる容器とその材質は，自治体などのガイドラインに従うが，一例を表3に示す．

感染性廃棄物の種類（表2）

血液・血液製剤等	血液，血清，血漿，体液（精液，組織液等），血液製剤（全血製剤，血液成分製剤）
手術等により排出される病理廃棄物	臓器（抜去歯等），組織（肉芽組織・嚢胞等）
鋭利なもの	注射器，注射針，メス，縫合針，輸液セットの針部分
病原微生物の検査，試験等に使用したもの	試験管，培地，スライドグラス，シャーレ，プラスチックチップ
血液が付着したもの	ガーゼ，包帯，脱脂綿，ろ紙，ペーパータオル，ガウン，ディスポーザブル製品等
その他，感染の恐れがあるもの	上記以外で感染症の生じる恐れのある廃棄物

医療廃棄物の梱包に用いる容器とその材質（表3）

非感染性廃棄物	
①ビニール袋	燃えるもの（紙くず，木くず）
②ビニール袋	燃えないもの（ガラス，瓶，缶，プラスチック類，ビニール，ゴム類）
③専用回収ドラム缶	放射線廃棄物（可燃物，難燃物，不燃物，特殊不燃物）
感染性廃棄物	
①橙色バイオハザードマーク付ビニール袋	血液の付着したガーゼ類，脱脂綿，絆創膏，紙オムツ，グローブ，マスク，ディスポーザブルゴーグルシールド，ガウン
②ビニール袋＋橙色バイオハザードマーク付ビニール袋（2重）	点滴セット，点滴パック，成分分離用セット，カテーテル，ゴム類，排液バッグ，ブルアーエアバッグ類，石膏，血液・血清・体液（精液，組織液）-凝固剤を添加，血液製剤（全血製剤，血液成分製剤）等
③黄色バイオハザードマーク付プラスチック容器（針，鋭利なもの）	汚染された瓶・プラスチック，注射針，真空採血針，ディスポーザブルメス，注射器，採血器，試験管等，歯科用ブローチ・クレンザー，リーマー，縫合針，血沈棒
④専用容器	病理解剖物 臓器

More Study Standard Precautions for Dental Hygienists

VIII 手洗いとグローブの概念

　手洗いはなぜ必要なのだろうか？　そしてグローブはなぜ必要なのだろう？
　その前にまず，院内感染について知っておかないといけない．院内感染とは病院内で起こる感染のことだが，具体的には院内感染とはどういったものかをここで復習しよう．

院内感染経路
　院内感染には，大きく分けて三つの感染経路が考えられる．

●医療従事者から患者への感染
　まず，医療従事者から患者への感染は，細菌の付いた手指で歯科処置を行ったり，消毒や滅菌が不十分な器具を使用して治療を行ったりすることが原因と考えられる．これを防ぐためには，医療従事者はよく手を洗い清潔を保つことが必要である．また，患者に使用する道具も，すべてきちんと消毒したものを使用するべきである．特に抜歯や小手術，インプラントの埋入などの観血的な処置は，患者に傷をつくることによって感染の機会が増すため，より注意が必要である．

●患者から医療従事者への感染
　患者から医療従事者への感染は，医療従事者がグローブをせずに歯科治療を行ったり，グローブを装着していても針刺し事故などを起こすことによって感染することである．これを防ぐためには，医療従事者は自分の手指の傷などに注意を払うととも

に，傷がある場合にはそれを保護するような指サックやグローブを必ず装着するようにしなければならない．また針刺し事故防止のためにも，注射針のリキャップは必ずピンセットで行う．器具の洗浄時には必ず比較的厚手のグローブを装着し，探針やリーマー，注射針やメスなどの鋭利なものにはより注意が必要である．

● 医療従事者，医療施設を介しての患者から患者への感染

医療従事者，医療施設を介しての患者から患者への感染は，医療従事者がグローブをつけっぱなしで一人の患者を診療したあとで，ほかの患者を治療したり，カルテを記入したり，電話を取ったりすることが原因と考えられる．また，医療施設を介しての感染は，医療施設自体が不潔であったり，患者一人ひとりをきちんと区別して診療していなかったりすることで感染する．これを防ぐためには，患者ごとにきちんとグローブを交換すること，そしてグローブを装着したままでカルテを書いたり，電話を取ったり，その患者の診療器具以外のものには触れないこと．もし，診療器具以外のものに触れる場合には，グローブを外してから行うべきである．

このように，単に手を洗う，グローブをするということでいろいろな感染の経路を遮断することができるが，使い方を間違えるとグローブを装着してもまったく意味をなさなくなってしまう．

手洗い

それでは具体的にはどのように手を洗い，どのようにグローブを装着すればよいのであろうか．基本的な方法について図7に示す．

毎回ブラシを使って手洗いをしていたら，肌はボロボロになってしまう．また，観血処置をするときと，印象を採るときと同じレベルの手洗い消毒が必要であろうか．今から行う処置に合わせて消毒法を選択すべきだろう．基本的な消毒法，そして最も確実な手洗い法を学び，その段階から徐々にレベルを考慮してはどうであろう．

手掌，手背，爪の間，指の間，親指のつけ根，手根部と順を追って洗おう．

COLUMN
日常手洗いと衛生学的手洗い

朝出勤してきたその手は清潔でしょうか？電車に乗ってつり革につかまり，ラッシュアワーで多くの人々と接触し，髪の毛をかきあげながら必死の思いで出勤してきたその手はどうでしょうか？清潔な診療室に入ってすぐに業務を開始してよいでしょうか？

出勤したとき，業務開始前，業務終了後，食事前，無菌操作を行わない診療の補助の前後，グローブを外したとき，トイレに行った後などは，通常，石鹸と流水による"日常手洗い"を実施することが望ましいでしょう．

そして，診療の補助や処置業務を行うときには，洗浄用消毒剤を応用した"衛生学的手洗い"を実施することが望まれます．

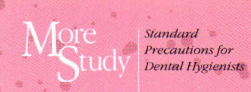

衛生学的手洗い（図7）

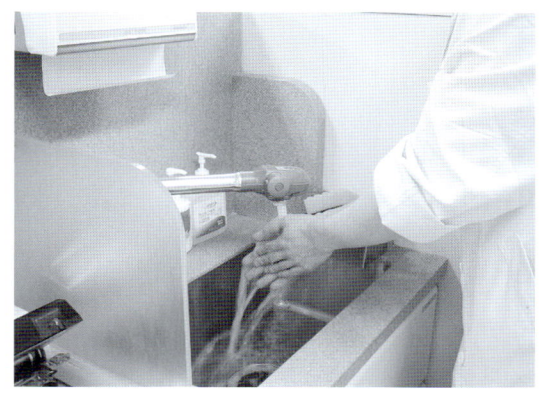

1：水道水を流したまま手指，前腕1/3の順に素洗い

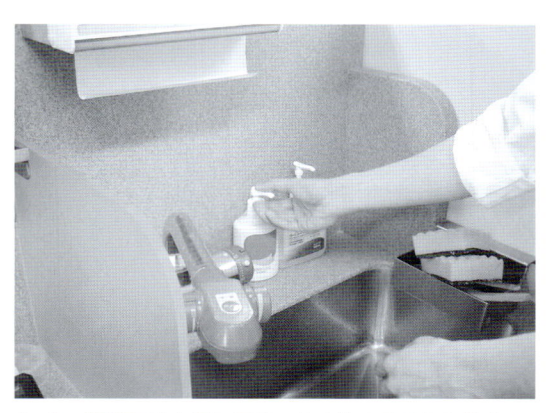

2，3：薬用石鹸を手に受け，よく泡立ててから洗う

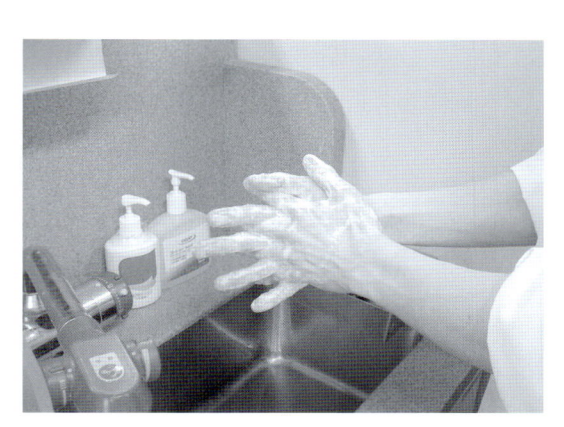

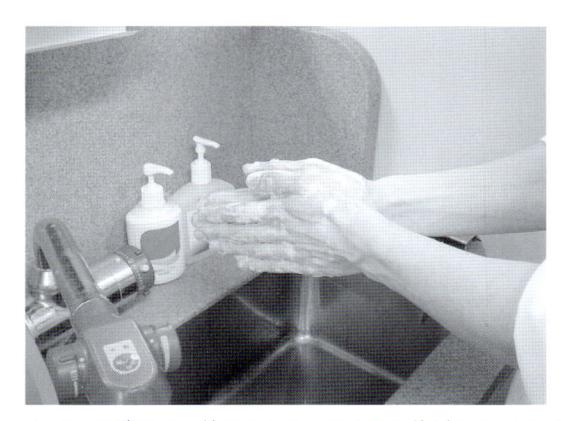

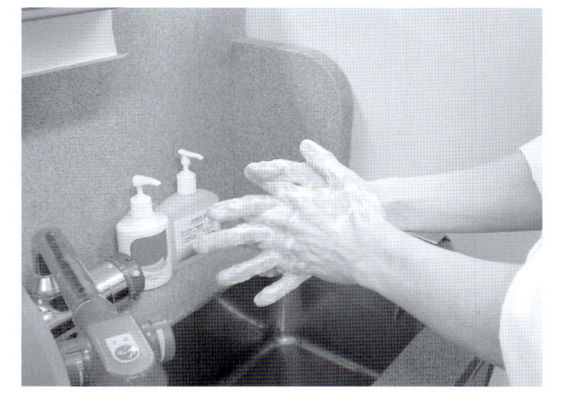

4，5：手掌をよく擦り合わせ，手の甲を伸ばすように，指先，爪の間を入念にこする

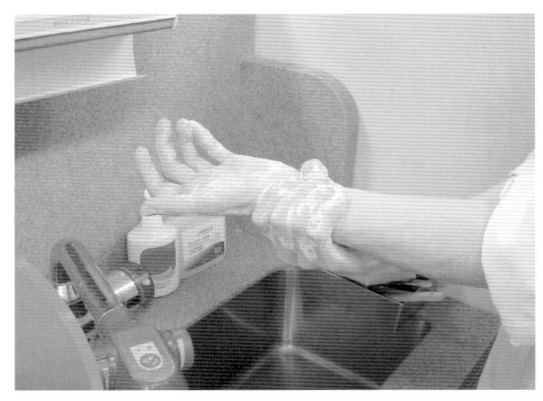

6：指の間を十分に洗ったら，親指と手掌をねじり洗いし，手指も忘れずに洗う

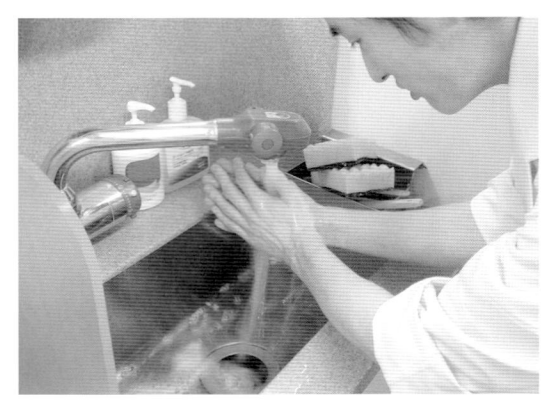

7：水道水の流水下で洗い流しペーパータオルで手拭きを行う

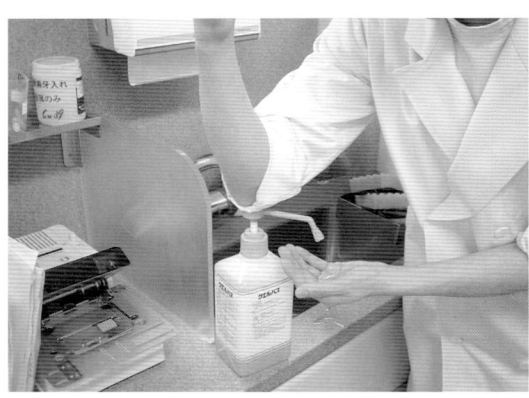

8：速乾性擦式消毒薬による擦式消毒【ラビング法】はじめにエタノールローションを約3mℓ手掌にとる

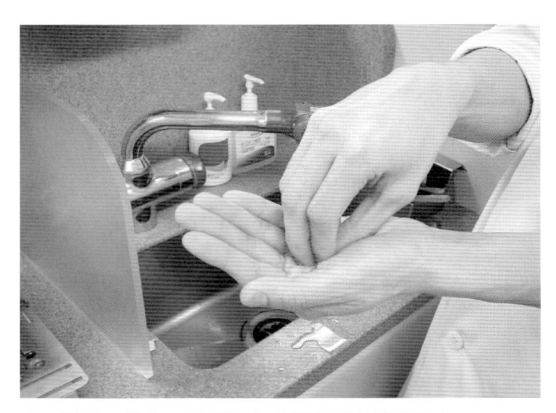

9：両手の指先，爪部によく消毒薬を擦り込む

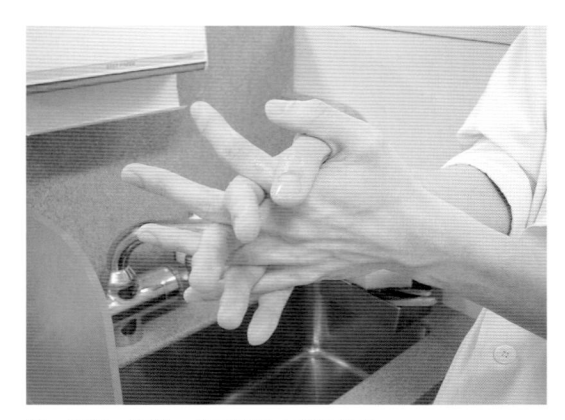

10：手掌，手背，指の間にも擦り込む

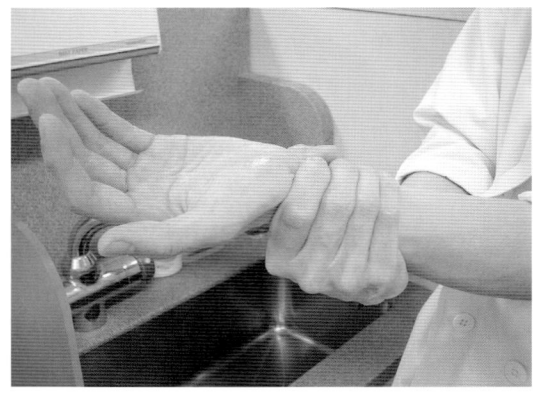

11：手首の部分にも十分擦り込み，擦式消毒薬が両手全体に接触するよう，乾燥するまで摩擦する．乾燥したらグローブを装着する

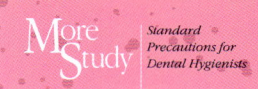

グローブの装着

スタンダードプリコーションを実施していくにあたり，もうひとつの大切な具体策としてディスポーザブルのグローブの使用があげられる．もちろんこの目的も手洗いの目的と同様となる．

グローブの装着については，1990年代後半くらいから大幅な変化があった．それまでのほとんどの歯科診療室ではグローブは使用しておらず，使用していても歯科衛生士用はなく，歯科医師も観血処置のときだけというのが実状だった．

しかし，近年はグローブの使用が当たり前になってきた．けれども，使用といっても1日1〜2回のグローブの交換が現状で，患者ごとに交換する歯科医院は3割程度だった．1日1〜2回の交換で，果たしてグローブを装着する目的は達成できるのだろうか．

グローブに速乾性のアルコール消毒剤を使用している診療室が多いようだが，エタノールがゴム製品の劣化を促進させることは，すでに知られているところだ．これを考えて，①患者ごと，②長時間使用した場合，③肉眼で見える穴があいた場合，には交換することを勧める．また，グローブの

COLUMN
手荒れ防止は美の追究？

手荒れ防止対策に関する意識を調べてみたところ，ほとんどの回答者がハンドクリームなどを塗って気をつけていることが分かりました．すべすべで美しい手でいたいということから行っているのではないでしょうか．

もちろんそれはそれで理解できます．しかし，医療従事者としてはそれだけでは困ります．皮膚の損傷，つまり切創と同じように感染を頭に置いたとらえ方が必要となります．

COLUMN
アレルギー対策は？

グローブの使用が定着してきた現在，ラテックスアレルギーの問題が持ち上がってきています．アレルギーに関する問診を患者に行っている歯科医院は，ある調査では1割程度のものでした．患者を守るために使用するものが，患者にアレルギー反応を起こさせてしまっては困ります．明日からの診療では，ぜひひと言聞くことをお忘れなく．

また，医療従事者にもラテックスアレルギーが増加しているようです．調査では，アレルギーがあるスタッフがいる歯科医院は1/3程度でした．1日に1〜2回程度のグローブの交換では，かなり長時間グローブをしていることもあるでしょう．このことから，手のかゆみや発疹のような，アレルギーと似た症状が現れることも考えられます．いずれにしても，手に傷を受けたときと同様の手荒れ症状へとつながることから，手指消毒には十分注意が必要と思われます．

ピンホールという問題もあるのでグローブを外した後は必ず手洗いをすることが大切である．

POINT ポイント

手指消毒剤

　消毒剤の拮抗作用や，連用により耐性菌ができてしまうことがないように，消毒剤の選択にも定期的な点検が必要です．また，水場での使用ということで，容器に次々洗浄用消毒剤をつぎ足すことにより，ブドウ球菌を繁殖させる原因となることにも注意が必要でしょう．消毒剤がなくなるまで使用した容器は，洗浄・乾燥させたうえで，消毒剤を補充できるようにしていくとよいでしょう．

手洗い後の乾燥法は？

　手洗い後の乾燥方法については，ペーパータオルを使用している診療室も増えてきたようです．しかし，共用タオルを使用している診療室もまだまだ多いのが現状です．共用タオルを使用している場合は，湿気を帯びているタオルをそのまま使用していると雑菌繁殖の場となるため，何のために手洗いをしたか分からなくなってしまいます．頻繁にタオルを交換するように心掛けましょう．

グローブのつけ方

　ただつければよいわけではありません．滅菌したグローブにも，触ってよい部分とダメな部分があります．正しい方法でつけましょう．また，つけてしまえば何を触ってもよいというわけでもありません．消毒した術野，滅菌した器具以外のものには絶対に触れないようにしましょう．

マスク・ゴーグル・フェイスガードは？

　臨床に従事している歯科衛生士に聞いてみたところ，ほとんどの歯科衛生士がマスクを着用していました．ゴーグルの着用は半数，フェイスガードの着用は1/4という状況でした．感染予防対策としてマスクの着用は一般的ですが，その他のものになると特別な場合以外には着用しないのが現実です．診療の補助や予防処置を行う場合には，飛沫感染を予防するために常に着用することが望まれます．

トイレへ行った後は？

　手指の消毒はもちろんしましょう．着ていた洋服にも注意をして下さい．カーディガン，エプロンなどをしたままでトイレに入ってはいけません．

照明を合わせるときの手の消毒は？

　照明の取っ手も汚染されやすい部分です．知らないうちに汚れがつき，消毒した手指が汚染される場合があります．必要以上に触らないようにし，触ったならば消毒を十分に行いましょう．

ペンを持つときは？

　グローブをしたままペンを持っていませんか？ペンは滅菌されていません．使う場合はグローブを外してから使用しましょう．

患者さんの洋服と鞄を持つ手は？

　患者さんの衣服，所持物が綺麗だという補償はありません．必要以上にガードすることもありませんが，節度を持ち患者さんの気分を害さない程度に対処するほうがよいでしょう．

　鞄などを預かり，患者さんをチェアーに座らせエプロンをつけましょう．そして手洗いはするべきでしょう．

Attention!

Standard Precautions for Dental Hygienists
Attention!

I 血液感染症

血液感染症とは？

　血液感染症（血液媒介感染症）とは，感染者の血液や血液の混入した体液が媒介となって伝播する感染症一般のことをさす．

　歯科医療施設における医療従事者が特に注意をしなければならない血液感染症には，ウイルス性肝炎（B型肝炎，C型肝炎），HIV感染症，梅毒，サイトメガロウイルス感染症，成人T細胞白血病などがある（表4）．

歯科医療従事者が注意すべき血液感染症（表4）

| 1．ウイルス性肝炎（B型肝炎，C型肝炎） |
| 2．HIV感染症 |
| 3．梅毒 |
| 4．サイトメガロウイルス感染症 |
| 5．成人T細胞白血病（ATL） |

　本章では，感染患者数も多く，日常の歯科治療に際してよくみられるウイルス性肝炎と，近年増加傾向の著しいHIV感染症について感染予防を中心に解説する．

歯科治療で注意を要する主な血液感染症

●ウイルス性肝炎（B型肝炎，C型肝炎）

　肝炎で最も多いのはウイルス性肝炎で，現在A〜G型まであることが知られているが，F型肝炎ウイルスやG型肝炎ウイルスについてはいまだその詳細については究明されていない（表5）．特に臨床上重要となる肝炎は，血液を感染経路とするB型およびC型肝炎で，それぞれ100万〜150万

肝炎の種類と感染経路（表5）

肝炎ウイルス	感染経路	特徴
A型	経口	加熱により不活化する
B型	血液	キャリアは母子感染によるものが多い
C型	血液	約70％がキャリアとなる
D型	血液	HBVの存在下で増殖する．日本ではまれ
E型	経口	一過性感染が多く，キャリア化はしない

人以上の感染者がいると推定されている．

　肝炎ウイルスに感染すると，一時的に急性肝炎症状が発現（症状が発現しない場合を不顕感染という）した後，次第にウイルスが消失して治癒する「一過性感染」と，ウイルスが消えずに生体に住みついてしまう「持続感染」（キャリア）の二つの感染様式がある．感染予防上注意が必要となるのは，急性肝炎症状が出ている（ウイルスがまさに活動している）一過性感染者と，ウイルスが住みついている持続感染者（キャリア）に対してである．

（1）B型肝炎

　B型肝炎ウイルス（HBV）の感染によって起こる，ウイルス性肝炎の一種である．

　主として，感染しているヒトの血液，または血液が混入した体液などを介して感染する．潜伏期間は45～185日（平均60～90日）である．

　一般に，成人が初めてHBVに感染した場合は，大多数が「一過性の感染」で治癒し，臨床的には終生免疫を獲得し再び感染することはない．HBVの一過性感染を受けた人の多くは自覚症状がないまま治癒し（不顕性感染），一部の人が急性肝炎を発症する（顕性感染）．また急性肝炎では，まれに劇症化することがある．HBVの持続感染者（HBVキャリア）のうち，約10～15％が慢性肝炎を発症する（慢性B型肝炎）．

（2）HBV感染のリスク

　HBV（B型肝炎ウイルス）は，血液中に最も多く存在するきわめて感染力の強いウイルスで，針刺し事故や切創事故などの明らかな経皮的曝露だけではなく，擦り傷や引っ掻き傷，やけどなどの微小な傷口からも無自覚のうちに感染する．

　HBs抗原とHBe抗原が共に陽性の患者血液による経皮的曝露では約30％，HBs抗原陽性でHBe抗原が陰性であっても1～6％の感染の危険があるといわれている（表6）．また，HBVは乾燥した血液の表面でも1週間程度は生存することが確認されているので，診療台や器具・器材などに付着した血液を介して感染する可能性も否定できない．

　したがって，医療従事者の感染予防にはHBVワクチンを接種しておくことが最も重要となる．ワクチン接種により一度抗体

B型肝炎検査の意義（表6）

HBs抗原		現在，血中にHBVが存在する．HBV感染状態である
HBs抗体		HBV感染の既往がある．中和抗体ができている
HBc抗原		通常の検査では検出不能
HBc抗体	抵抗体価	HBV感染の既往がある（HBs抗体陽性が多い）
	高抗体価	HBV感染状態である（HBs抗原陽性が多い）
HBe抗原		血中HBVが非常に多い．感染力きわめて強い
HBe抗体		血中HBVが少ない．感染力弱い
DNAポリメラーゼ		血中HBVの量を示す

が産生されれば，その後経年的に抗体量が低下し，たとえ検査結果で抗体が消失したとしても，肝炎や慢性感染に対する抵抗性は保たれる．

（3）C型肝炎

C型肝炎ウイルス（HCV）の感染によって起こるウイルス性肝炎の一種である．

C型肝炎ウイルスの潜伏期間は6～7週で，感染した人のほとんどが慢性C型肝炎ウイルス持続感染者（HCVキャリア）となる．

血液を介して感染するが，その原因は輸血ないし血液製剤（フィブリノゲン製剤）投与による感染がほとんどである．1992年2月より献血時に高精度のHCV抗体検査が導入されるに至り，輸血による新たなHCV感染は現在ではほとんどなくなった．

急性期では，B型肝炎に比べて症状が軽いことから，気付かないことが多い一方，劇症化するものもあり，劇症型肝炎の40％が本疾患とされている．治療には大きく分けて，インターフェロンを用いる抗ウイルス療法と肝庇護療法がある．インターフェロンはすべての人のC型肝炎に奏功するとは限らず，十分な治療効果が得られない場合では肝庇護療法が行われる．C型肝炎ウイルス持続感染者（HCVキャリア）が適

COLUMN

B型肝炎ウイルスに感染した……

B型肝炎ウイルスに感染した医療従事者の感染経路について調査したところ，「大多数の者は明らかな針刺し事故や手に傷を負うような怪我をした記憶がなかった」とする調査報告があります．つまり，すでにある手の傷，もしくは本人が気付かない程度の微小な怪我から感染していた可能性があるというのです．B型肝炎ウイルスの感染力がきわめて強いということもありますが，他の肝炎ウイルスや血液媒介感染症においてもその可能性は否定できません．

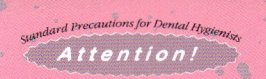

切な治療をせずに放置した場合，肝炎の進行とともに肝硬変や肝癌を発症する．

（4）HCV 感染のリスク

HCV（C 型肝炎ウイルス）の検査，診断には，HBV のように抗原の有無を調べることは困難で，ウイルスの存在を間接的に証明する抗体測定法と，ウイルスの存在を直接検出する遺伝子学的診断法がある．しかし，HCV 抗体測定法では，過去の感染であるのかキャリアであるのかまでは判定することができず，また，遺伝子学的診断においてもいくつかの問題点があり，これらの検査と肝機能検査とを併せて総合的にウイルスの存在の有無や感染状況を推定しているのが現状である．

HCV の感染力は HBV と比較すると低く，鋭利な器具による経皮的曝露でも抗体陽性化による感染率は 1.8％（0〜7％）とされている．しかし，注射針のような中空針による経皮的曝露では血液の侵入量が多いため感染しやすく，また粘膜や皮膚への血液曝露でもまれであるが伝播するといわれている．

HCV における中和抗体は今もなお解明されておらず，有効なワクチンもない．したがって，HCV 感染を防ぐためには，血液や体液の曝露事故を起こさないことが唯一の予防方法となる．

● HIV 感染症およびエイズ（AIDS）

HIV 感染症とは，ヒト免疫不全ウイルス（HIV：human immunodeficiency virus）に感染している状態のことをいい，HIV 感染症が進行し，エイズの診断基準にある日和見感染症や悪性腫瘍など 23 の指定されている特徴的疾患の一つ以上を発症した場合をエイズ，すなわち後天性免疫不全症候群（AIDS：acquired immune deficiency syndrome）と診断する．特徴的疾患には，カリニ肺炎，口腔カンジダ症（食

COLUMN
キンバリー事件

1990 年，アメリカフロリダ州に住む 22 歳の女性 Kimberly Bergalis ら 6 人の HIV 感染患者が，HIV 感染の原因はエイズ（AIDS）と診断された歯科医師が自分の血液（？）を混入させた注射を行ったことによるものだと訴えた事件がありました．訴訟代表者の名前をとって，「キンバリー事件」と呼ばれるようになりました．この事件は HIV 感染者である歯科医師の故意によるものか，純粋に歯科治療行為の中で感染を来したものか数々の疑惑や議論が噴出し，一般社会だけではなく当時の歯科界にも大きな衝撃を与えました．

当事者である女性も歯科医師もその後エイズを発症し，死亡したため，最終的に通常の歯科治療行為の中で感染するものなのか，歯科医師の故意によるものなのかの結論を下すことはできませんでした．その後，歯科治療が原因で HIV 感染を来したという報告はなく，現在では通常の治療では感染しないとされていますが，この事件は歯科医療施設における院内感染予防の重要性を見直す契機となりました．

HIV感染症でみられる口腔症状（表7）

1. 真菌感染症
   ① 口腔カンジダ症
   ② ヒストプラスマ症
   ③ クリプトコッカス症
2. ウイルス感染症
   ① ヘルペス性口内炎
   ② 帯状疱疹
   ③ 毛様白板症（EBウイルス）
   ④ サイトメガロウイルス感染症
   ⑤ ヒトパピローマウイルス感染症
3. 歯周疾患
   ① 壊死性潰瘍性歯肉炎
   ② 歯肉帯状紅斑
4. アフタおよび潰瘍
   ① 再発性アフタ
   ② 不定性潰瘍
5. 口腔乾燥症
6. 唾液腺腫脹
7. 末梢神経障害
8. メラニン色素沈着
9. 悪性腫瘍
   ① カポジ肉腫
   ② 非ホジキンリンパ腫

道, 気管, 気管支, 肺), サイトメガロウイルス感染症などの日和見感染症, カポジ肉腫, 浸潤性子宮頸癌など腫瘍性疾患によるもの, HIV脳症などがある.

HIVはヒトの免疫機能に重要な働きを担うリンパ球に感染し, 増殖する. 感染したリンパ球は本来の働きを行えず, そのため身体の免疫力が徐々に低下し, 通常, 健康であれば問題とならない細菌やウイルス, 微生物によって感染症（日和見感染）や悪性腫瘍（癌）などを発症する.

HIVに感染しても, 多くの場合, すぐにエイズを発病することはなく, 初期症状として発熱, リンパ節腫脹, 全身倦怠感などが一過性に出現した後, 特に何も症状のない「無症候性キャリア」と呼ばれる期間を過ごす. この期間は人により異なり, 3〜10年, あるいはそれ以上ともいわれている. その後再び全身倦怠感や発熱, エイズ関連症候群などの症状が発現し, エイズを発症すると3年以内に75％が死亡し, 最終的には全例死亡している.

COLUMN
予防接種は受けている？

現在, 歯科衛生士は, 学生時代にほぼ全員が血液検査を実施しB型肝炎ワクチンの予防接種を受けているはずですが, 卒業後も血液検査をしていますか？予防接種を受けていますか？

卒業後2年目, 6年目に行った調査では, 個人開業医に勤務する歯科衛生士は, 卒業後血液検査を行っていないというのが現実でした. したがって, 現在自分にHBV抗体があるのかどうか不明であるという結果でした. 学生時代, 臨床に出る前に接種したワクチンの有効性を認識していないのです. 初めから感染症とは分かっていない潜在患者さんのケースが多いということを認識し, 定期的な検査とワクチンの接種が必要です.

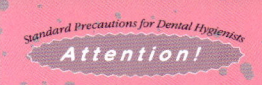

病気の進行とともにみられる口腔症状は種々あり，中でも口腔カンジダ症，毛様白板症，再発性アフタ，ヘルペス性口内炎，口腔乾燥症，唾液腺腫脹などは出現頻度の高い症状である（表7）．現在，HIVを完全に排除できる薬はないが，近年さまざまな抗HIV薬が開発され，日和見感染症などの発症率や死亡率が低下してきた．

HIV感染者は，免疫低下により感染症を発症しやすい状態にある．したがって，歯科治療に際して，医療従事者は口腔症状を治療するだけではなく，新たな口腔感染症を引き起こすことのないように細心の注意を払わなければならない．

HIV感染のリスク

医療従事者が，HIV感染血液に経皮的曝露した後にHIVに感染する確率は約0.3％，粘膜曝露後では約0.09％といわれている．血液曝露では，明らかに血液が付着している器具での深い切創や，血管内に使用された注射針での針刺し事故などで危険性が増加するが，傷のある皮膚への曝露ではHIV感染例の報告があるものの，その危険性は粘膜曝露より少ないとされている．血液以外の体液による曝露後の感染の危険性は，血液曝露よりも相当低いと推定される．エイズ患者では血小板減少による出血傾向がみられることも多く，また，エイズ末期では血液中のウイルス量が増加しているため，血液曝露に対してより注意が必要である．

COLUMN
エボラ出血熱

エボラ出血熱は，発病者の出身地ザイールのエボラ川の名前をとって命名されました．エボラウイルスに感染すると，2〜21日（通常は7〜10日）の潜伏期の後，突然の発熱，頭痛，筋肉痛，咽頭痛などの症状が出て，嘔吐，下痢，胸部痛，出血（吐血・下血）などの症状が現れます．

感染経路はエボラウイルスによる感染患者の体液（血液，分泌物，排泄物や唾液など），感染者の体液に汚染された物質（注射針など）により傷口や粘膜からウイルスが侵入することで感染します．一般的に空気感染はしないといわれています．

現在，世界中の人が飛行機で自由に行き来できる時代ゆえ，流行地域からの帰国者が問題になります．WHO（世界保健機関）は，流行地でエボラ出血熱に感染するリスクが高い集団は，医療従事者，患者の家族・近親者，埋葬儀式などで遺体に触れる人間としています．

Standard Precautions for Dental Hygienists
Attention!

II 感染症とあらかじめ分かっている患者への対応

多くの場合，歯科を受診する患者がHBV，HCV，HIVなどに感染しているか否かは不明であるので，スタンダードプリコーションが標準的な感染予防対策として適用される．しかし，一部の患者では，事前に感染症の種類や感染力の程度が分かっていることもある．この場合には，どのように対応すればよいのだろうか．

基本的な考え方

事前に感染症が分かっていたからといって，特別に対応が変わることはなく，スタンダードプリコーションに基づいて対応すればよい．ただし，感染症の種類と感染力の程度については正確に把握し，対応が不必要に過剰になったり，逆に不足したりといったことがないように注意しなければならない（図8）．

たとえば，HBs抗体のみを有し，HBs抗原を持たない患者からは，感染することはない．一方，HCVやHIVの場合には，それらの抗体があるということは感染性があるということである．「抗原」なのか「抗体」なのか，感染性があるのかないのか，感染力が強いのか弱いのか，「よく考えよう」．

高い感染性を有するような状態（感染症患者），たとえば，HBe抗原陽性などの患者の治療時には，その際に使用した治療器材の汚染によって，歯科医院のスタッフばかりでなく，他の患者にも感染させることがないように十分な注意が必要である．

同時に，感染症を有しているからといって患者への接し方や態度が変わることがな

感染症検査の流れと感染症の簡易検査（図8）

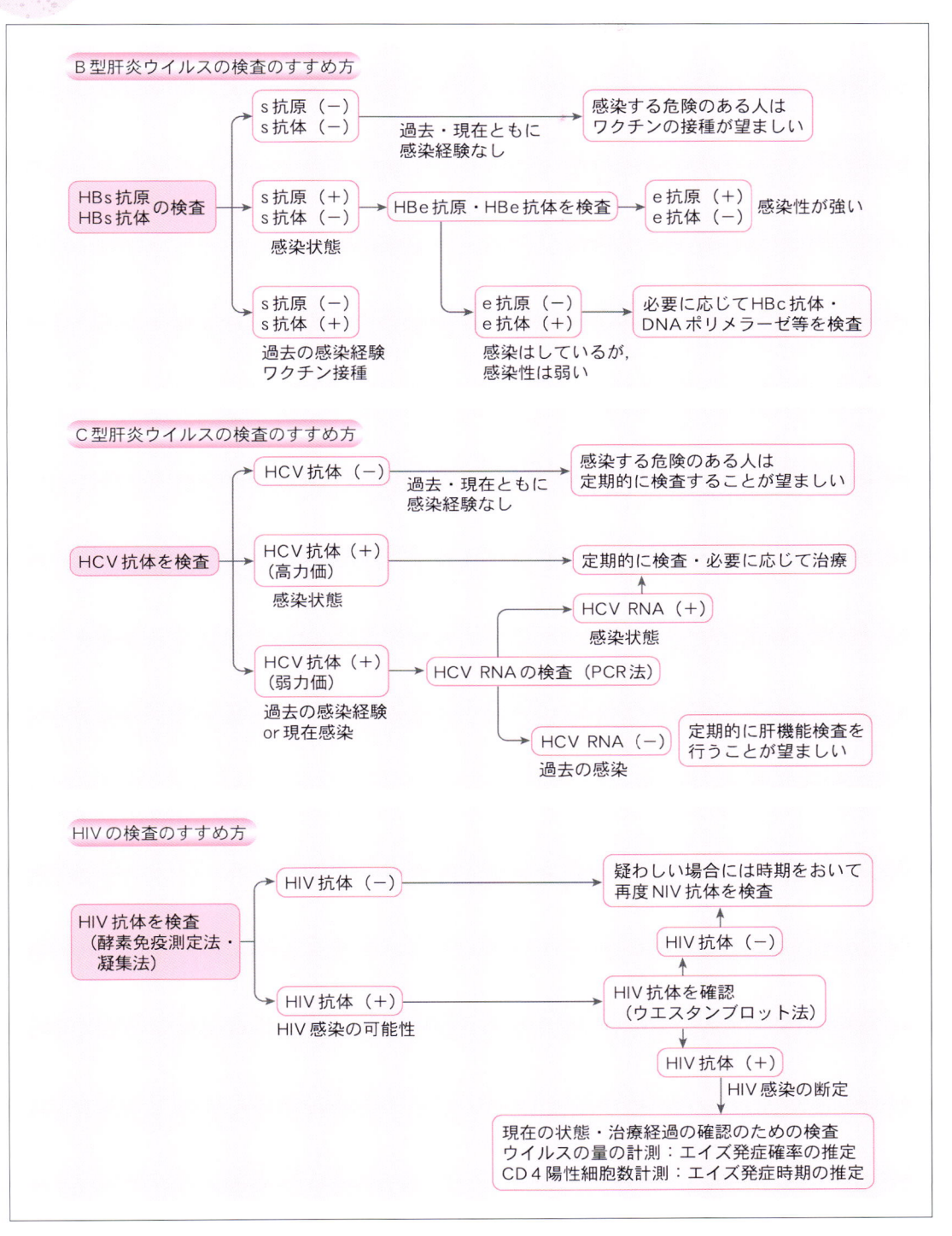

B型肝炎ウイルスの検査のすすめ方

HBs抗原・HBs抗体の検査
- s抗原（−）／s抗体（−）　過去・現在ともに感染経験なし　→　感染する危険のある人はワクチンの接種が望ましい
- s抗原（+）／s抗体（−）　感染状態　→　HBe抗原・HBe抗体を検査
  - e抗原（+）／e抗体（−）　感染性が強い
  - e抗原（−）／e抗体（+）　感染はしているが、感染性は弱い　→　必要に応じてHBc抗体・DNAポリメラーゼ等を検査
- s抗原（−）／s抗体（+）　過去の感染経験・ワクチン接種

C型肝炎ウイルスの検査のすすめ方

HCV抗体を検査
- HCV抗体（−）　過去・現在ともに感染経験なし　→　感染する危険のある人は定期的に検査することが望ましい
- HCV抗体（+）（高力価）　感染状態　→　定期的に検査・必要に応じて治療
- HCV抗体（+）（弱力価）　過去の感染経験 or 現在感染　→　HCV RNAの検査（PCR法）
  - HCV RNA（+）　感染状態　→　定期的に検査・必要に応じて治療
  - HCV RNA（−）　過去の感染　→　定期的に肝機能検査を行うことが望ましい

HIVの検査のすすめ方

HIV抗体を検査（酵素免疫測定法・凝集法）
- HIV抗体（−）　→　疑わしい場合には時期をおいて再度HIV抗体を検査
- HIV抗体（+）　HIV感染の可能性　→　HIV抗体を確認（ウエスタンブロット法）
  - HIV抗体（−）　→　疑わしい場合には時期をおいて再度HIV抗体を検査
  - HIV抗体（+）　HIV感染の断定　→　現在の状態・治療経過の確認のための検査
    - ウイルスの量の計測：エイズ発症確率の推定
    - CD4陽性細胞数計測：エイズ発症時期の推定

いようにすべきである．患者によっては，それだけで差別的対応を受けたと感じる場合もあるだろう．特に薬害によるHCVやHIV感染者の場合には……．

具体的対応

●スタンダードプリコーション

手指の保護，顔・目の保護，治療前の患者の薬液による含嗽，デンタルチェアーの汚染防止対策，タービンやエンジン使用時の吸引装置による汚染防止，針刺し事故の予防，器材の消毒・滅菌など，基本的な対応はスタンダードプリコーションに従う．

●印象採得

印象採得物は血液や唾液で汚染されているので，グローブを装着して扱う．印象採得物は採取後直ちに水洗し，2％グルタラール溶液（2％ステリハイドL®液または20％ハイドリット®液）に10分間浸漬する．アルギン酸系印象材や寒天印象材では寸法変化が著しいので，ラバー系印象材を使用するとよい．

●デンタルエックス線写真撮影

エックス線フィルムは唾液や血液で汚染される可能性があるため，ラッピングして用いる．

ラッピングとは，エックス線フィルムを食品包装用ラップフィルムで包むことで，介助者がこの状態で治療担当者に渡して，エックス線写真撮影後ラップフィルム内の

COLUMN
プライバシーの尊重

感染症を自己申告してくれた心ある患者さんに対し，理解と協力をいただき，他の患者さんと区別することになりますが，けっして差別はしないでいただきたいと思います．診療を拒否したり，差別することにより，自分から申告してくれた心ある患者さんの足を別の診療所に向かわせ，心ない患者さんに変化させてしまうのも，私たちの態度が原因となる場合があることを常に念頭に置きましょう．適切な対応が必要となることはいうまでもありません．その際は，患者さんのプライバシーを尊重することが大切です．

COLUMN
感染症患者と専用チェアー

感染症の患者さんを専用のチェアーで診療することは大学病院などで行われていますが，一般歯科医院では非現実的です．

専用チェアーであろうとなかろうと，感染症の患者さんを診療した後に適切な消毒・滅菌を行わなければ，次の患者への院内感染の危険性が生じます．

専用チェアーばかりでなく，感染症患者専用器材も，使用後の確実な消毒・滅菌が重要です．

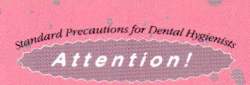

エックス線フィルムだけを受け取って現像する．使用したラップは直ちに廃棄する．

感染症対策のための必要経費（表8）

	対象（部位）	品　目	使用量	商品単価（円）
デンタルチェアー	ライト	食品包装用ラップフィルム	40 cm	3.16
	ブラケットアーム	食品包装用ラップフィルム	16 cm	1.264
	ブラケット	食品包装用ラップフィルム	58 cm×2	9.164
	ショルダー部	食品包装用ラップフィルム		
	ヘッドレスト	ビニール袋	1枚	6.8
		ヘッドレストカバー	1枚	17.6
	3-wayシリンジ	野菜袋	1枚	3.61
	タービンホース	野菜袋	1枚	3.61
	バキュームホース	野菜袋	1枚	3.61
	エンジンホース	野菜袋	1枚	3.61
	タービン・コントラ接続カバー	野菜袋	1枚	3.61
	オイルカバー	食品包装用ラップフィルム	20 cm	1.58
	ホース格納用マグネット		1個	250
	つづり紐		1本	9
	セロテープ		5 cm×19	1.33
術者	フェイスシールド		1枚	140
	ディスポーザブルマスク		1枚	18
	グローブ		1セット	7.8
補助者	ディスポーザブルマスク		1枚	18
	グローブ		1セット	7.8
その他	アームカバー	野菜袋	0.5枚	1.805
	ライトアームカバー	野菜袋	1枚	3.61
	ライト	ビニール袋	1枚	6.8
必要な購入物品		食品包装用ラップフィルム（30 cm×50 m）	1個	395
		ビニール袋（0.04 mm×380 mm×530 mm）	100枚入り	680
		野菜袋（0.025 mm×100 mm×900 mm）	100枚入り	361
		ヘッドレストカバー	100枚入り	1760
		アイガード	20枚入り	2800
		ディスポーザブルマスク（95 mm×175 mm）	50枚入り	900
		ディスポーザブルウエア	50枚入り	19000
		グローブ	100枚入り	390
		セロテープ（15 mm×35 m）	10巻入り	492

注）商品単価は商品の種類や材料，購入先，また価格変動に伴い異なります

事前に感染症が分かっている場合，デンタルチェアーなどもラッピングを行っておくのがよい．いずれも市販品を応用しているので，必要経費は比較的安価である．

● **治療後の防御具の外し方**

治療終了後に防御具を外す順序は，汚染部位の拡大を防ぐ意味から重要である．汚染の激しいものから外すのが原則である．すなわち，①グローブ，②ガウン，③ゴーグル，④マスクの順に外し，最後に十分な手洗いを行う．

COLUMN
口対口人工呼吸は危険？

　患者の呼吸が停止したときには，人工呼吸を行わなければなりません．最も簡単な方法が口対口人工呼吸ですが，いざ実施するとなると，誰もが少し躊躇してしまうでしょう．まして感染症患者の抜歯中に呼吸が停止したとしたら，口腔内に出血のある患者に対して口対口人工呼吸を行うのは現実的ではありません．

　このような状況で感染する確率は，感染症の重症度や口腔内の出血の状況などによって影響されるため，一概にはいえませんが決して低い可能性ではないでしょう．そこで2000年以降に発表された救急処置のガイドラインでは，救助者に感染の危険性があるような状況下での心肺蘇生の際には，気道確保の後，人工呼吸せずに胸骨圧迫を施行してよいことになりました．このようにしても，患者の口や鼻を通して，胸骨圧迫のたびに空気が肺に出入りするからです．

　けれども，医療従事者は，人工呼吸が必要であれば可能な限り人工呼吸を行う努力をするべきです．そこで有用なのが，携帯型のフィルター付きマスクです．このマスクを使用すれば，自分の口を患者の口に接することなく人工呼吸ができます．数千円で購入可能ですので，是非医院にひとつ準備しておくとよいでしょう．あるいは「マイマスク」もよいかもしれません．

COLUMN
感染症患者の血液・唾液が皮膚についた・目に入った！

　感染症患者の血液や唾液が「健康な皮膚」に付着しても，感染は起こりません．しかし，この「健康な皮膚」というのが曲者なのです．というのは，皮膚には目に見えないような小さな傷がかなりあるので，偶然にこの傷の部分に感染症患者の血液が付着すれば，感染が起こるかもしれないからです．

　そこで，皮膚に患者の血液や唾液が付着したときは，まずすみやかに大量の水で洗い流し，その場の病原微生物の数をできる限り減らすことを最初に行うべきです．そのうえで，必要であれば，1％次亜塩素酸ナトリウム溶液（ピューラックス®またはヤクラックスD®）を浸した綿・ガーゼで清拭水洗後，70％エチルアルコールで清拭します．

　一方，血液や唾液が目に入ったときは，粘膜への接触なのですみやかに大量の水で洗い流します．HIV感染者の場合には，4〜8倍の0.2％ポリビニールアルコールヨウ素剤（P・Aヨード液®）での消毒も有効とされています．

COLUMN
感染症患者が使用していた義歯をドクターが調整しているときに粉塵を吸い込んだ！

　感染症患者の義歯調整などの際に出た粉塵を吸い込むと，粉塵と同時に血液や唾液を吸い込む危険性があります．しかし，吸い込んだ後に気道を消毒することは不可能です．したがって，粉塵の吸い込みに対しては予防が重要で，吸引装置による粉塵の吸引やゴーグルやマスクによる吸い込みの予防を徹底しなければいけません．

Standard Precautions for Dental Hygienists
Attention!

III 針刺し事故等とその対応

院内において，針刺し事故等，肝炎ウイルスおよびHIV感染の可能性のある事故が発生した場合の対応

（1）事故者は直ちに血液を絞り出し，流水で十分洗浄後，傷口を1％次亜塩素酸ナトリウム溶液で清拭し，消毒用エタノールで消毒．
（2）受傷者はすみやかに歯科医師に連絡をする．
（3）患者の感染の有無を確かめる．

眼（粘膜）の消毒

眼などに血液等が飛んだときにはポリビニールアルコールヨウ素剤（P・Aヨード液）による消毒と，多量の水による洗浄を行う．

通常，添付希釈液で4～8倍に希釈して用いる．冷暗所に保存する．

口の消毒

口腔が汚染されたときには，大量の水ですすぎ，ポビドンヨード（イソジンガーグル）でうがいをする．

針刺し事故防止対策

① 患者が感染症か否かは重大な点である．可能な限り，患者の協力を得られるよう説明を行う．しかし，患者にしてみれば，責任は全くないので同意をとる必要がある．

② 注射針のリキャップは原則として行わない．

③　注射針のリキャップをするときは，安全な仕方（片手，器具の利用）を学ぶ．
④　安全な注射針の外し方を学ぶ．
⑤　針は針捨て容器以外に捨てない．
⑥　正しい縫合針の着脱方法を学ぶ．
⑦　縫合針は再使用しない．
⑧　グローブを装着する．
⑨　できるだけ足を覆う靴を履く．

安全なリキャップ（どうしても必要なとき）

①　針先でキャップをすくうようにした後，しっかりしたものに押しつけリキャップする．
②　キャップをピンセットで把持し，リキャップする．

COLUMN
注射針の扱い

　注射針は最も感染事故を起こしやすいものです．特にリキャップ時の針刺し事故は，歯科・医科を問わず大変多く，実際にこの針刺し事故によってHBVやHCVに感染した医療従事者もたくさんいます．

　現在，リキャップは行わないのが原則で，使用後の注射器はリキャップせずに所定の容器に廃棄することが勧告されています．しかし，歯科では，カートリッジ注射器はディスポーザブルではなく，また治療の途中で局所麻酔を追加することも珍しくないため，針刺し事故の防止の観点から，安全で確実なリキャップが行えるようになることが望まれます．

　安全性の高いリキャップの方法には，すくい上げ法（図9）やピンセット法（図10）の他，専用の器具を用いる方法（図11）などがあります．いずれの方法であっても，確実にリキャップを行うことができたのを確認することが重要です．リキャップしたはずのキャップがゆるんで外れ，針刺し事故を起こすという事例が少なくありません．

　手を使わず注射針を捨てるための専用の容器も市販されています．

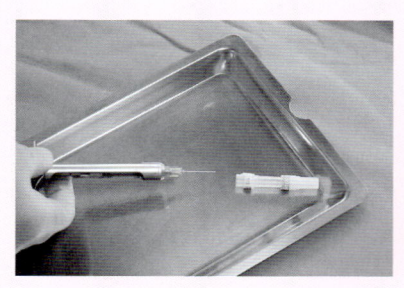

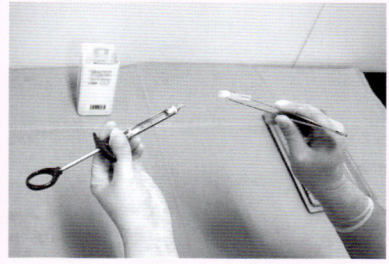

図9　すくい上げ法　　　図10　ピンセット法　　　図11　リキャップ器具

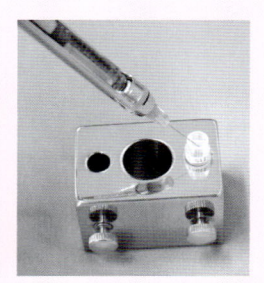

おわりに

　"月の満ち欠け"について小学生に質問したところ，地球の影による影響（月食）と思っている子どもが40％もいたという．また他の調査では，満月，半月，三日月など月の種類がたくさんあって，曜日によって違う月が出てくると思っている子どもも多いとか，意外と大人でもそう思っていた人がいるかもしれない．とにかく，日本という国は，"そう思っていた""そう考えていた"が通じる国である．

　綿栓は手でまいても感染しない，カーディガンを着ていても汚くない，グローブは自分を守るものである．タービンヘッドはアルコールで拭けばよい，プロービングは1本でよい，などもそういう例ではないであろうか？

　このような世界には根拠がない．答えは間違いであることを全員が知っているのに，実際，大事に至ったことがないが故，注目もされなかったようである．そんな考えの持ち主にスタンダードプリコーションは必要ないかもしれない．その人の診療室では，感染は起こらないと信じられているのだから．しかし，時代は変わった．お医者様の時代から患者様へ．患者様が汚いと思えばすぐに苦情が来，感染が起これば訴えられる．そんな時代である．

　確かに細菌は今でも目には見えない．でも見えるように訓練する必要性が出てきたのである．この本を通じて，感染症の意味を正確に理解し，目に見えるようになれば，そして感染の知識が，感染門戸の知識が少しでも身につけば，院内感染予防は難しくないことであると思う．歯科医療従事者は，一般医科医療人には見えない細菌を毎日，プラーク，舌苔という形で目にしているのだからできないはずがない……．

参考文献

1) 小林寛伊：消毒と滅菌のガイドライン．第2版，へるす出版，東京，2004．
2) 新太喜治：滅菌・消毒ハンドブック-国際基準に基づいて-．第3版，メディカ出版，大阪，2000．
3) ICHG研究会：歯科医療における感染予防対策と滅菌・消毒・洗浄．医歯薬出版，東京，2002．
4) 茂田士郎，森島恒雄編：ウイルス感染症-その変貌と新たな動向-．第1版，医薬ジャーナル社，大阪，240-257，1997．
5) 藤井　昭ほか編：職業感染の予防と対策-医療従事者への警鐘-．第1版，真興交易医書出版部，東京，68，2000．
6) 池田正一ほか編・訳：HIV感染者の歯科治療指針．厚生省エイズ対策研究事業，31-53，2001．
7) 小林寛伊監訳，田口正博ほか訳：歯科医療現場における感染制御のためのCDCガイドライン．メディカ出版，大阪，41-42，2004．
8) Centers for Disease Control and Prevention : Guidelines for infection control in dental health care settings 2003. Morbidity and Mortality Weekly Report, 52, 1-68, 2003.
9) 東京歯科大学千葉病院：感染予防対策マニュアル．平成16年4月改訂版，10，2004．
10) 木原正博，木原雅子，村井雅彦ほか著，池田正一編：目でみる院内感染予防-HIV/AIDS歯科診療における院内感染予防の実際-．改訂版，厚生労働省エイズ対策研究事業，60-61，2003．
11) 前田憲昭：感染症対策ラッピング軽費．平成15年度日本歯科医師会生涯研修セミナー資料，2003．
12) 池田正一：HIV感染症の歯科治療マニュアル．厚生省科学研究補助筋エイズ対策研究事業，2005．
13) 東京都衛生局医療福祉部結核感染症課：東京都感染マニュアル改訂版―疾患別各論編・資料編―．1999．
14) 厚生労働省医薬局安全対策課，日本感染症学会編：改訂4版　院内感染対策テキスト．へるす出版，東京，2002．
15) 都築正和監修，殺菌・消毒マニュアル編集委員会編：カラー版殺菌・消毒マニュアル．医歯薬出版，東京，2003．

索引 — Index

あ
- アクリノール ……………………………52
- アルコール ………………………………27
- アルコール消毒剤 ………………………73
- RO ………………………………………64

い
- イソジン …………………………………54
- インシュリン ……………………………51
- インフルエンザ …………………………48
- インプラント ……………………………30
- 医療廃棄物 …………………………34, 68
- 医療廃棄物処理容器 ……………………3
- 一般細菌 …………………………………65
- 印象 ………………………………………20
- 印象採得 ………………………21, 23, 84
- 印象採得物 ………………………………37
- 印象物 ……………………………………7
- 院内感染 …………………………………41
- 院内感染経路 ……………………………69
- 飲食物 ……………………………………25

う
- ウイルス ………………………………48, 65
- ウイルス感染消毒 ………………………58
- ウイルス性肝炎 …………………………76
- ウイルス性疾患 ………………………49, 50
- ウェルパス ………………………………8
- 受付 ………………………………………33

え
- エアタービン ……………………………3
- エアロゾル ………………………………3
- エイズ ……………………………………79
- エチレンオキサイドガス ………………55
- エックス線写真 ………………………6, 35
- エプロン …………………………………53
- エボラ出血熱 ……………………………81
- エンジンオイル …………………………35
- 鋭利な器材 ………………………………19
- 衛生学的手洗い …………………………71
- 炎症性のメディエーター ………………51
- 塩化ベンザルコニウム液 ………………5
- AIDS ……………………………………79
- ATL ………………………………………76
- HBワクチン投与 …………………………44
- HBV感染のリスク ………………………77

- HCV感染のリスク ………………………79
- HIV ………………………………………44
- HIV汚染事故 ……………………………45
- HIV感染症 …………………………76, 79, 80
- MRSA …………………………………44, 67
- MRSA接触感染 …………………………45
- NNIS ……………………………………41

お
- オートクレーブ …………………………55
- オキシドール ……………………………52
- オクテニジン ……………………………8
- O-157 ……………………………………48

か
- カーディガン ………………………15, 37, 45
- カルテ ……………………………………35
- カンジダ …………………………………48
- ガウン ……………………………………42
- ガスバーナー ……………………………5
- ガス法 ……………………………………62
- ガス滅菌 …………………………………56
- 火炎滅菌 …………………………………66
- 加熱法 ……………………………………62
- 過酸化水素ガスプラズマ法 ……………62
- 芽胞 ………………………………………65
- 外因性感染源 ……………………………41
- 髪の毛 ……………………………………45
- 肝炎ウイルス ………………………40, 41
- 肝炎の種類 ………………………………77
- 乾熱法 ……………………………………62
- 乾熱滅菌 ………………………………56, 63
- 患者用チェアー …………………………5
- 感染経路 …………………………………77
- 感染症の簡易検査 ………………………83
- 感染症患者 ………………………………82
- 感染症検査 ………………………………83
- 感染症対策のための必要経費 …………85
- 感染性 ……………………………………34
- 感染性廃棄物 ………………………43, 68
- 観血的治療 ………………………………4

き
- キャップ …………………………………14
- 器材消毒法指針 …………………………59
- 義歯 ………………………………………32
- 義歯装着 …………………………………32
- 逆浸透法 …………………………………64

- 休憩室 ……………………………………24
- 局所麻酔薬カートリッジ ………………53, 54

く
- クラウン形成 ……………………………22
- クレンザー ………………………………56
- クロルヘキシジンアルコール …………53
- グルコン酸クロルヘキシジン …………8
- グルタラール剤 …………………………61
- グローブ ……………………………38, 42
- ——の装着 ………………………………73
- 空気感染予防対策 ………………………43
- 口の消毒 …………………………………87

け
- 血液 ………………………………………29
- 血液感染症 ………………………………76
- 血液曝露 …………………………………40
- 血液由来病原体 …………………………40
- 限外ろ過法 ………………………………65

こ
- コクサッキーウイルス感染 ……………50
- ゴーグル ……………………………21, 42, 57
- ゴムグローブ ……………………………57
- 誤嚥性肺炎 ………………………………51
- 口腔カンジダ症 …………………………80
- 口腔内写真撮影機材 ……………………6
- 咬合確認 …………………………………32
- 高圧蒸気法 ………………………………62
- 高圧蒸気滅菌 ……………………………3
- 高周波法 …………………………………62
- 根管治療 …………………………………16

さ
- サイトメガロウイルス感染症 …………76
- 細菌 ………………………………………48
- 細菌性心内膜炎心冠状動脈疾患 ………51
- 酸化エチレンガス法 ……………………62
- 酸化エチレンガス滅菌 …………………63

し
- 歯科治療用器具 …………………………4
- 歯科用エンジン ……………………3, 5, 6
- 歯科用タービン …………………………5, 6
- 歯科用ユニット …………………………4, 5
- 歯石 ………………………………………29
- 次亜塩素酸ナトリウム剤 ………………61

次亜塩素酸ナトリウム溶液	5
湿性生体物質	40
煮沸消毒	56
手指の消毒	7
手指消毒	8
消毒	56
消毒用エタノール綿	5
照射法	62
照明	19
浸漬	59
真菌	48, 65
C型肝炎	76, 78
C型肝炎ウイルス	44
C型肝炎ウイルス汚染事故	44
C型肝炎患者	20

す

スケーラー	57
スケーリング	28
スタンダードプリコーション	2, 40, 84
ステリハイドL	61
スピットン	5, 35, 57
スリーウェイシリンジ	5, 6

せ

セルロース類	65, 66
成人T細胞白血病	76
清拭	59
石膏模型	7
接触感染	2
接触感染予防	44
全身疾患	51

た

タービン	22
唾液	29
第四アンモニウム化合物	8

ち

チェアー	17, 35
注射器	16
注射針のリキャップ	70
超ろ過法	64

て

テック作製	22
デング熱	47
デンタルエックス線写真撮影	84
デンタルプラーク	29, 49
手足口病	50
手洗い	26, 42, 70
天然素材	65
TBI	28, 29

と

トイレ	24
トリクロサン	8

な

| 内因性感染源 | 41 |

に

| 日常消毒 | 58 |

ね

| 粘膜の消毒 | 87 |

は

ハイドリット	61
ハンドケア	8
バー	22
バイオハザードマーク	3
バイオフィルム	49
バキューム	5
播種性感染	42
廃棄物	34
梅毒	76
抜髄	16
抜歯	18
針刺し事故	87
針刺し事故防止対策	87

ひ

ビニールエプロン	57
ピューラックス	57, 61
日和見感染症	80
非医療廃棄物	34
非感染性	34
飛沫感染予防対策	43
標準予防対策	2
病原体	48
B型肝炎	76, 77
B型肝炎ウイルス	44
B型肝炎ウイルス汚染事故	44
B型肝炎検査の意義	78

P・Aヨード液	61
PMTC	28

ふ

ファイル	56
フェイスシールド	42
ブローチ	56
プラズマ滅菌	65
プロービング	28

へ

| ペーパータオル | 15 |

ほ

ポビドンヨード	52, 53
ポリビニールアルコールヨウ素剤	61
放射線法	62

ま

| マスク | 42, 57 |

め

眼の消毒	87
滅菌	56
免疫グロブリン	44

も

モニター機器	57
木製品	65

や

| ヤクラックスD | 61 |

ゆ

ユニフォーム	14
指の爪	9
指輪	9
UF	65

よ

| ヨードチンキ | 52 |

ら

ラッピング	4
ラテックスアレルギー	36
ラバーダム	17
ラバーダムフレーム	56

ラバーボール……………………57

り

リーマー……………………56
リキャップ………………18, 87, 88

リゾチーム……………………52
リネン…………………………43

れ

冷蔵庫…………………………25

ろ

ろ過滅菌………………………64

【編者略歴】

井 上　　孝
（いのうえ　たかし）

　1978 年　　東京歯科大学卒業
　1983 年　　学位受領（歯学博士）
　1983～1985 年　トロント大学歯学部留学
　1990 年　　日本病理学会専門口腔病理医
　1991 年　　東京歯科大学助教授（病理学）
　1998 年　　東京歯科大学千葉病院臨床検査部長
　2001 年　　東京歯科大学教授（臨床病態生理学）
　2004 年　　東京歯科大学千葉病院副病院長
　2009 年　　東京歯科大学口腔科学研究センター所長
　2010 年　　東京歯科大学大学院研究科長
　2013 年　　東京歯科大学千葉病院病院長
　　　　　　東京歯科大学歯科衛生士専門学校校長
　2019 年　　東京歯科大学特任教授，名誉教授
　　　　　　東京医学技術専門学校副校長

歯科衛生士のための感染予防スタンダード

ISBN978-4-263-42157-4

2006 年 10 月 25 日　第 1 版第 1 刷発行
2024 年 1 月 20 日　第 1 版第 11 刷発行

編　者　井　上　　孝
発行者　白　石　泰　夫
発行所　医歯薬出版株式会社

〒113-8612　東京都文京区本駒込 1-7-10
TEL.（03）5395—7638（編集）・7630（販売）
FAX.（03）5395—7639（編集）・7633（販売）
https://www.ishiyaku.co.jp/
郵便振替番号　00190-5-13816

乱丁，落丁の際はお取り替えいたします．　　印刷・あづま堂印刷／製本・愛千製本所
© Ishiyaku Publishers, Inc., 2006. Printed in Japan

本書の複製権・翻訳権・翻案権・上映権・譲渡権・貸与権・公衆送信権（送信可能化権を含む）・口述権は，医歯薬出版(株)が保有します．
本書を無断で複製する行為（コピー，スキャン，デジタルデータ化など）は，「私的使用のための複製」などの著作権法上の限られた例外を除き禁じられています．また私的使用に該当する場合であっても，請負業者等の第三者に依頼し上記の行為を行うことは違法となります．

JCOPY <出版者著作権管理機構　委託出版物>
本書をコピーやスキャン等により複製される場合は，そのつど事前に出版者著作権管理機構（電話 03-5244-5088，FAX 03-5244-5089，e-mail：info@jcopy.or.jp）の許諾を得てください．